Diabetes knowledge Q&A for the physical therapist

理学療法士のための
わかったつもり?!の
糖尿病知識
Q&A

石黒友康・田村好史 編
Tomoyasu Ishiguro・Yoshifumi Tamura

医歯薬出版株式会社

This book was originally published in Japanese
under the title of :

RIGAKURYŌHOUSHI NO TAMENO
WAKATTATSUMORI?! NO TOUNYOUBYOU CHISHIKI Q&A

(Diabetes knowledge Q&A for the physical therapist)

Editors :

ISHIGURO, Tomoyasu
   Professor
   Department of Physical Therapy
   Health Science University

TAMURA, Yoshifumi
   Assistant Professor
   Department of Metabolism and Endocrinology,
   Juntendo University Graduate School of Medicine

© 2016 1st ed.

ISHIYAKU PUBLISHERS, INC.
   7-10, Honkomagome 1 chome, Bunkyo-ku,
   Tokyo 113-8612, Japan

序

　糖尿病療養指導士の制度ができる以前，糖尿病教育スタッフのための研修会が開催されていました．教育法・評価などの座学に始まり，提示された模擬患者に指導を行うグループワークまであり，実に密度の濃い2泊3日でした．この研修会で，私は恩師から言われた「教育は学生（患者さん）が主語である」という言葉を忘れることができません．現在も教育・臨床に携わるなかで，あらためて学生（患者さん）を主語として，必要な事項をしっかり理解できるように伝えることの重要性を感じています．

　ところで，子供の頃，わからないことがあると「辞典で調べなさい」と言われた方は多いと思います．言葉の意味や歴史上の出来事など，知りたい内容が詳しく書かれた辞典は大変重宝しました．また，最近ではテレビや書籍で様々なジャンルの専門知識を一般の人にもわかりやすく解説される機会が増えています．私たち理学療法士の領域でも，医療スタッフの一員として求められる医学知識を理解し，患者さんにかみ砕いて説明できるような書籍が求められているといえます．

　本書は，理学療法士が「わかったつもり」になっているが，実際には自分のなかにおとしこめていないような事項を，ひとまず知識として理解できるまで引き上げられるようにと企画されました．理学療法士にとって「わかったつもり」の代表格が，学生時代に詳しく学んでいない生化学や分子生物学の内容です．これらは糖尿病の病態や合併症の成り立ち，運動療法の効果を理解するために必須の内容であるにもかかわらず，最もわかりにくいものであったかと思います．

　本書のⅠ章「糖尿病の基本」からⅡ章「糖尿病の治療」，Ⅲ章「合併症」の多くは，専門医師の先生方にわかりやすくご執筆いただき，Ⅳ章「運動療法」は糖尿病理学療法に携わる理学療法士の先生方にお願いしました．すべてのQ項目を見開き2頁で，要点をしぼってご解説いただいています．項目によっては書き切れなかった（不足する）内容があるかもしれませんが，その部分は成書で補っていただければと思います．

　最後に，編者の無理なお願いに快く応えていただいた多くの医師の先生方，わかりやすく説明する困難に応えていただいた若い理学療法士の先生方に感謝いたします．

2016年9月吉日

編者を代表して
石黒友康

理学療法士のための わかったつもり?! の糖尿病知識 Q&A

I. 糖尿病の基本

1. 糖尿病発症に関する遺伝因子・環境因子について教えてください [宮本俊朗] …… 2
2. 倹約遺伝子・肥満遺伝子について教えてください [古川康彦] …… 4
3. 1型糖尿病はなぜ発症するのか教えてください [溝口 桂] …… 6
4. その他の糖尿病とは何ですか? [杉本大介] …… 8
5. 妊娠糖尿病と糖尿病合併妊娠との違いは何ですか,また予後はどうですか [加賀英義] …… 10
6. 食前血糖と食後血糖の診断的意義とリスク(DECODE スタディ)を教えてください [片岡弘明] …… 12
7. インスリン基礎分泌,追加分泌とは何ですか? [松井伸公] …… 14
8. インスリン分泌の分子メカニズムを簡単に教えてください [内田豊義] …… 16
9. 日本人と欧米人のインスリン分泌の特徴を教えてください [宮本俊朗] …… 18
10. 糖毒性とは何ですか? [片岡弘明] …… 20
11. 内臓脂肪の増加によりインスリン抵抗性が生じるのはなぜか教えてください [田村好史] …… 22
12. 脂肪筋・脂肪肝とインスリン抵抗性について教えてください [田村好史] …… 24
13. メタボリックシンドローム・糖尿病と動脈硬化症の関係を教えてください [佐藤文彦] …… 26
14. 「糖のながれ」とは何ですか? [田村好史] …… 28
15. 糖質代謝における肝臓の役割について教えてください [田村好史] …… 30
16. シンドローム X,インスリン抵抗性症候群,死の四重奏について教えてください [森本信三] …… 32
17. 運動による糖取り込み亢進の分子メカニズムを簡単に教えてください [田村好史] …… 34
18. インクレチン作用について教えてください [鈴木瑠璃子] …… 36

II. 糖尿病の治療

19. 血糖コントロール指標の使い分け方を教えてください ［溝口 桂］ 40
20. 血糖コントロール目標値はどのように定められたのですか？ ［田村好史］ 42
21. インスリン療法のやり方を教えてください ［加賀英義］ 44
22. CGM, インスリンポンプ, SAP とは何ですか？ ［池田富貴］ 46
23. 高齢者のインスリン・薬物療法の考え方を教えてください ［小沼富男］ 48
24. 責任インスリンの考え方を教えてください ［加賀英義］ 50
25. インスリンの単位について教えてください ［野村恭子］ 52
26. インクレチン関連薬の特徴を教えてください ［鈴木瑠璃子］ 54
27. SGLT2 阻害薬の特徴を教えてください ［古川康彦］ 56
28. 低血糖はどんな時に起こりやすいですか, その対処法を教えてください ［杉本大介］ 58
29. 糖尿病治療にどのくらいお金がかかりますか？ ［森本信三］ 60
30. 糖質制限食とは何ですか？ ［田邊弘子］ 62
31. カーボカウントについて教えてください ［田邊弘子］ 64
32. おなかが空いたら何を食べればよいか教えてください ［田邊弘子］ 66

III. 合併症

33. 細小血管障害発症の自然史を教えてください ［船山 崇］ 70
34. ポリオール代謝異常について教えてください ［田村好史］ 72
35. グリケーションについて教えてください ［野見山 崇］ 74
36. 糖尿病と酸化ストレスの関係や Redox state について教えてください ［熊代尚記］ 76
37. 肥満者ではなぜ交感神経の緊張が高まるのか教えてください ［内野 泰, 弘世貴久］ 78
38. 増殖性網膜症, 牽引性網膜剥離と光凝固, 硝子体手術による加療について教えてください ［上林功樹］ 80

- 39. なぜ蛋白尿が出るのか教えてください［石田修也］ ... 82
- 40. GFRとは何か教えてください［石田修也］ ... 84
- 41. 糖尿病腎症の初期に糸球体濾過量が増加する理由を教えてください［谷本光生］ ... 86
- 42. 血液透析導入の基準を教えてください［谷本光生］ ... 88
- 43. 糖尿病神経障害で神経細胞はどのように変化しますか？［村松　憲］ ... 90
- 44. アキレス腱反射はなぜ消失するのですか？［村松　憲］ ... 92
- 45. 心拍変動係数とは何か教えてください［荒川聡美］ ... 94
- 46. 誘発筋電図について教えてください［荒川聡美］ ... 96
- 47. 糖尿病性ケトアシドーシスの発症メカニズムを教えてください［海鋒有希子］ ... 98
- 48. 高血糖高浸透圧症候群の発症メカニズムを教えてください［海鋒有希子］ ... 100
- 49. 糖尿病はなぜ傷が治りにくいのか教えてください［杉本大介］ ... 102
- 50. 周術期はなぜ血糖が高くなるのか教えてください［古川康彦］ ... 104
- 51. 糖尿病と骨粗鬆症の関係を教えてください［金子敬弘］ ... 106
- 52. 糖尿病患者とフレイルの関連について教えてください［村野　勇］ ... 108
- 53. 糖尿病と認知症の関係を教えてください［池永千寿子］ ... 110

IV． 運動療法

- 54. 運動の急性効果，慢性効果について教えてください［筆保健一］ ... 114
- 55. 運動と身体活動量の違いを教えてください［瀧野皓哉］ ... 116
- 56. 糖尿病発症と座位時間の関係について教えてください［松井伸公］ ... 118
- 57. NEATとは何ですか，NEATを増やすにはどうしたらよいですか？［二宮秀樹］ ... 120
- 58. 国際標準化身体活動質問表について教えてください［池永千寿子］ ... 122
- 59. 有酸素運動とレジスタンストレーニングの特徴を教えてください［安達枝里］ ... 124
- 60. 運動により血糖値が高くなるのはなぜか教えてください［瀧野皓哉］ ... 126
- 61. Da Qing Diabetes Prevention Studyについて教えてください［本田寛人］ ... 128
- 62. DPSについて教えてください［本田寛人］ ... 130

63. 運動量（消費エネルギー）・身体活動量算出の方法や単位を教えてください
　　　［岩城大介］……………………………………………………………………… 132
64. 運動持続時間の違いによる運動効果の違いについて教えてください
　　　［黒山荘太］……………………………………………………………………… 134
65. 運動はなぜ週2～3回，20分以上の有酸素運動がよいのですか？
　　　［黒山荘太］……………………………………………………………………… 136
66. 運動療法継続因子と阻害因子について教えてください［溝口　桂］………… 138
67. 下肢筋力をはかるパフォーマンステストを教えてください［堀田千晴］…… 140
68. 糖尿病患者の筋力について教えてください［鈴木康裕］……………………… 142
69. 筋繊維の糖代謝の特性について教えてください［村野　勇］………………… 144
70. バランス機能の評価法を教えてください［金子敬弘］………………………… 146
71. 糖尿病患者と転倒について教えてください［鈴木康裕］……………………… 148
72. 糖尿病腎症の運動について教えてください［堀田千晴］……………………… 150
73. サルコペニア肥満とは何ですか？［笠原啓介］………………………………… 152
74. 運動によるサルコペニアの予防効果について教えてください［笠原啓介］… 154
75. 糖尿病足病変リスクの存在する患者の運動時の注意点について
　　　教えてください［二宮秀樹］…………………………………………………… 156
76. 活動量計付き歩数計を用いた運動指導方法について教えてください
　　　［池永千寿子］…………………………………………………………………… 158

付表

1	（Q5）　妊娠糖尿病の定義と診断基準 …………………………………………… 160
2	（Q42）透析導入基準 ………………………………………………………………… 161
3	（Q52）フレイルの診断基準 ………………………………………………………… 161
4	（Q58）国際標準化身体活動質問表（IPAQ）……………………………………… 162
5	（Q67）30秒椅子立ち上がりテスト（CS-30テスト）の性差年齢別基準値 … 166
6	（Q72）糖尿病腎症生活指導基準 …………………………………………………… 167

索引 …………………………………………………………………………………………… 169

執筆者一覧

●編集

石黒　友康	健康科学大学健康科学部理学療法学科
田村　好史	順天堂大学大学院医学研究科代謝内分泌内科学・スポートロジーセンター

●執筆（五十音順）

安達　枝里	江東病院リハビリテーションセンター
荒川　聡美	健康科学大学健康科学部理学療法学科
池田　富貴	順天堂大学大学院医学研究科代謝内分泌内科学
池永千寿子	製鉄記念八幡病院リハビリテーション部
石田　修也	小松ソフィア病院チーム医療推進室
岩城　大介	広島大学病院診療支援部リハビリテーション部門
内田　豊義	順天堂大学大学院医学研究科代謝内分泌内科学
内野　泰	東邦大学医学部内科学講座糖尿病・代謝・内分泌学分野
小沼　富男	順天堂大学医学部付属順天堂江東高齢者医療センター糖尿病内分泌内科
海鋒有希子	聖マリアンナ医科大学東横病院リハビリテーション室
加賀　英義	順天堂大学大学院医学研究科代謝内分泌内科学
笠原　啓介	君津中央病院リハビリテーション科
片岡　弘明	KKR高松病院リハビリテーションセンター
金子　敬弘	けいゆう病院リハビリテーション科
上林　功樹	順天堂大学医学部附属順天堂医院眼科
熊代　尚記	東邦大学医学部内科学講座糖尿病・代謝・内分泌学分野
黒山　荘太	製鉄記念八幡病院リハビリテーション部
佐藤　文彦	日本IBM株式会社産業医
杉本　大介	順天堂大学大学院医学研究科代謝内分泌内科学
鈴木　康裕	筑波大学附属病院リハビリテーション部
鈴木瑠璃子	順天堂大学大学院医学研究科代謝内分泌内科学
瀧野　皓哉	岐阜ハートセンター心臓リハビリテーション室
田邊　弘子	松葉医院栄養科
谷本　光生	谷本医院
田村　好史	編集に同じ
二宮　秀樹	千葉中央メディカルセンターリハビリテーション課
野見山　崇	福岡大学医学部内分泌・糖尿病内科
野村　恭子	厚木市立病院薬剤科
弘世　貴久	東邦大学医学部内科学講座糖尿病・代謝・内分泌学分野
筆保　健一	広島大学病院診療支援部リハビリテーション部門
船山　崇	順天堂大学練馬病院糖尿病・内分泌内科
古川　康彦	順天堂大学医学部附属静岡病院糖尿病・内分泌内科
堀田　千晴	聖マリアンナ医科大学病院リハビリテーション部
本田　寛人	公立豊岡病院日高医療センターリハビリテーション技術科
松井　伸公	金沢赤十字病院リハビリテーション科
溝口　桂	周東総合病院リハビリテーション科
宮本　俊朗	兵庫医療大学リハビリテーション学部理学療法学科
村野　勇	土浦協同病院リハビリテーション部
村松　憲	健康科学大学健康科学部理学療法学科
森本　信三	白浜はまゆう病院南紀白浜温泉リハビリテーションセンター

I. 糖尿病の基本

Q1 糖尿病発症に関する遺伝因子・環境因子について教えてください

糖尿病発症には多くの遺伝因子と食事・運動といった環境因子が相互的に関与している

　糖尿病とはインスリン作用不足による高血糖を主徴とする代謝症候群であるとされています．膵β細胞からのインスリン分泌の低下と肝臓，骨格筋，脂肪などのインスリン標的組織におけるインスリン抵抗性によってインスリン作用不足をきたして慢性的な高血糖状態となります．世界的にみても糖尿病患者は増加していますが，わが国においても，厚生労働省による国民健康・栄養調査によると糖尿病が強く疑われる者，糖尿病の可能性を否定できない者の推計人数は右肩上がりとなっています[1]【図1】．

　特に糖尿病患者の大部分を占める2型糖尿病患者数はこの50年の間に約35倍増加しています．この激増の主因は民族としてのインスリン分泌低下の遺伝因子と高脂肪食の摂取や運動不足などの環境因子の相互作用と考えられています【図2】．その他の遺伝要因として，倹約遺伝子や肥満遺伝子，インスリン抵抗性に関与する複数の遺伝子の存在が提唱されていますが，発症機序は一様ではないと考えられています．また，偏った食事・運動不足といった生活習慣の悪化は肥満を助長し，インスリン抵抗性を基盤としたメタボリックシンドロームから糖尿病の発症に関与します．日本人の1日の摂取エネルギーを見てみても，戦後から右肩上がりに増加していますが，1975年以降は増加していません．しかしながら，総摂

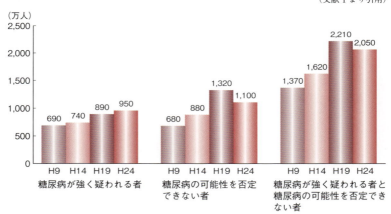

図1　糖尿病が強く疑われる者および糖尿病の可能性を否定できない者の推計人数の推移
（文献1より引用）

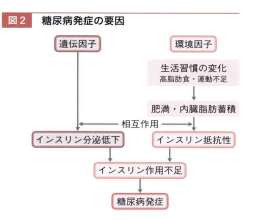

図2 糖尿病発症の要因

取エネルギーに占める脂質の割合が増加していると言われています．したがって食生活においては，高脂肪食の摂取が糖尿病患者の増加に対する環境因子の一因と考えられています．一方で，自動車の大衆化による door to door の生活が一般化しており，テレビやパソコンの普及によっても不活動時間が増加していると言われています．これらの運動不足を招く要因が糖尿病患者の増加に対する環境因子として考えられています．

一方，1型糖尿病は膵β細胞の破壊的病変でインスリンの欠乏が生じることによって起こる糖尿病と定義されており，自己免疫性と特発性に分類されます．自己免疫性の発症には遺伝因子と環境因子の両方が関与しています．遺伝因子としては，複数の遺伝子が関与していますが，1型糖尿病の疾患感受性遺伝子の一つである HLA（Human Leukocyte Antigen）が最も関与が強いとされており，これは自己抗原が誤って提示された場合，膵臓を含めた自己の細胞を破壊してしまいます．一方，特発性においても遺伝因子とウィルス感染などの環境因子が関与すると考えられています．

参考文献
1) 厚生労働省：平成24年度子国民健康・栄養調査報告，http://www.mhlw.go.jp/file/04-Houdouhappyou-10904750-Kenkoukyoku-Gantaisakukenkouzoushinka/0000099296.pdf

宮本俊朗　兵庫医療大学リハビリテーション学部理学療法学科

A 糖尿病発症には倹約遺伝子や肥満遺伝子をはじめとする複数の遺伝因子と高脂肪食・運動不足などの環境因子が相互に関与しています．

倹約遺伝子・肥満遺伝子について教えてください

倹約遺伝子保有にあわせて過食・運動不足などが加わると肥満をきたしやすくなる

　ルイジアナ州立大学のBouchard教授は，肥満に関しては遺伝子の関与は25％であり，75％は環境因子によると述べています．単一遺伝子病としての肥満は世界的にもまれで数種類位と言われていますが，これに対してそれのみでは肥満をきたすほどでもないが，過食，運動不足などの環境因子が加わると肥満をきたす多因子病としての肥満遺伝子は，現在までに100種類以上も報告されています．

　そのうち「基礎代謝量が低下しているために太りやすく痩せにくい」という肥満原因が明確な，Neelにより提唱された倹約遺伝子と呼ばれる遺伝子多型も現在までに数種類発見されています．これらの倹約遺伝子は日本人には欧米人の2〜3倍も高頻度に存在するといわれます[1,2]．逆に基礎代謝量が充進しており痩せやすい遺伝子多型も発見されていますが，これらは日本人より欧米人のほうが2〜3倍多いといわれます．原始社会および現在でも，先進国を除いては人類の大多数は飢餓との戦いの中にあり，摂取したエネルギーを最大限吸収して消費エネルギー量を最小限にすることが生存に有利だったことは疑う余地もなく，この目的のために遺伝子が変異したと考えられているのが倹約遺伝子です【図】．

【代表的な倹約遺伝子】
①β3-アドレナリン受容体（β3-AR）遺伝子
　この遺伝子は褐色脂肪組織と白色脂肪組織におもに存在し，熱産生と脂肪分解を行います．この遺伝子多型をもつと肥満や糖尿病になりやすいと報告され，日本人肥満者では34％と高率であり，この多型をもたない肥満者に比べ安静時の代謝量が1日あたり200 kcal

図　糖尿病発症の要因

倹約遺伝子の働き

狩猟・採集社会　飢餓　運動量が多い　→　脂肪蓄積　→　生存

都市・文明社会　飽食・高脂肪食　運動不足　→　倹約遺伝子　エネルギー効率が優れる　→　肥満　→　糖尿病・生活習慣病

低下しており[3]内臓脂肪型肥満になりやすく[4]，通常量の減量食では痩せにくいことがわかりました．

②脱共役蛋白質1（UCP1）遺伝子

　脱共役蛋白質1（UCP1）は，交感神経が興奮したときに，褐色脂肪組織において熱産生の中心的役割を果たします．日本人肥満女性では24％に存在し，安静時の代謝量が1日あたり100 kcal低下しており，またβ3-AR遺伝子多型と併せもつときは，300 kcal安静時の代謝量が低下すると報告されています[5]．

　上記の遺伝子以外にも倹約遺伝子の存在が報告されています．

【安静時の代謝量を亢進させる肥満遺伝子】

①β2-アドレナリン受容体（β2-AR）遺伝子

　β2-AR遺伝子は，おもに心臓，気管支平滑筋，前立腺などに分布していますが，脂肪細胞にも分布しており脂肪分解にも関与しています．日本人の研究では16％程度存在し，安静時代謝量が300 kcal亢進しており痩せやすいことが報告されています[6]．

②SUR1遺伝子

　sutfonylurea receptor（SUR）1遺伝子Exon31のホモ型は日本人肥満女性100人に1人の頻度で存在し，ホモ型は安静時代謝量が1日あたり350 kcal亢進しており痩せやすいと言われています．

　倹約遺伝子同様，安静時代謝を亢進させる遺伝子は上記以外に報告があります．

参考文献

1) 吉田俊秀：肥満に弱い日本人．日経サイエンス，32：26-32，2002．
2) 吉田俊秀：日本人は肥満にご用心を．Newton別冊　身体のしくみと病気，2012, pp106-111．
3) Yoshida T et al : Mutation of b3-adrenergicreceptor gene and response to treatment of obesity. Lancet, **346**:1433-1434, 1995.
4) Sakane N et al : β3-adrenergic-receptor polymorphism: A genetic marker for visceral fat obesity and the insulin resistance syndrome. Diabetologia, **40**: 200-204, 1997.
5) Kogure A et al : Synergic effect of polymorphisms in uncoupling protein 1 and b3-adrenergic receptor genes on weight loss in obese Japanese. Diabetologia, **41**:1399, 1998.
6) Masuo K et al : b2- and b3-adrenergic receptor polymorphisms　are related to the onset of weight gain and blood pressure elevation over 5 years, Circulation, **111**:3429-3434, 2005.

古川康彦　順天堂大学医学部附属静岡病院糖尿病・内分泌内科

人類は飢餓に抵抗するために倹約遺伝子を発達させましたが，飽食・高脂肪食・運動不足になりやすい現代社会では肥満・生活習慣病の原因ともなります．

Q3 1型糖尿病はなぜ発症するのか教えてください

比較してみよう！ 2型糖尿病と1型糖尿病

糖尿病は「インスリン作用の不足による慢性的な高血糖を主徴とする代謝疾患群」と定義されており[1]，その大半を占める2型糖尿病は生活習慣と大きく関連し，原因として生活習慣の乱れ（過食，運動不足），加齢や肥満などがあります．しかし1型糖尿病の発症原因は生活習慣との関連はないとされています．2型と1型を比べてみると，発症年齢は2型では中年以降の方が多いのに対し，1型では子どもや若年層にも多いのが大きな特徴です．家族に糖尿病の人がいるかどうかが2型では重要になりますが，1型では関連は少ないようです【図1】．

1型糖尿病の多くは数カ月の経過で発症しますが，数日～1週間で発症する「劇症1型糖尿病」や，数年かけてゆっくりとインスリン分泌の低下が進行する「緩徐進行1型糖尿病」も知られています．インスリンによって血液中のブドウ糖は肝臓や筋肉などの細胞に取り込まれます．1型ではインスリンの分泌がほとんどない状態で，誤ってインスリン注射を中断するとケトアシドーシスをきたして重篤な状態に陥ることがあります．

1型糖尿病の原因

1型糖尿病は自らの細胞を攻撃してしまう自己免疫によりインスリンを分泌する膵臓のβ細胞が壊れてしまうことによって起こります【図2】．その原因として自己免疫で発症するタイプAと特発性と称するタイプBに分類されています[2]．自己免疫性では遺伝により疾

図1 1型糖尿病，2型糖尿病の特徴

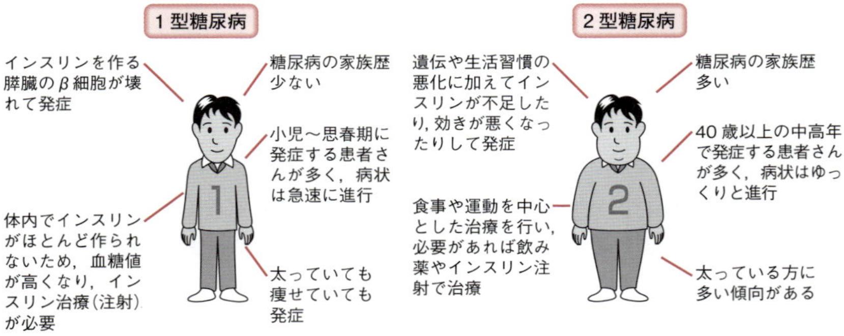

1型糖尿病
- インスリンを作る膵臓のβ細胞が壊れて発症
- 糖尿病の家族歴少ない
- 小児～思春期に発症する患者さんが多く，病状は急速に進行
- 体内でインスリンがほとんど作られないため，血糖値が高くなり，インスリン治療（注射）が必要
- 太っていても痩せていても発症

2型糖尿病
- 遺伝や生活習慣の悪化に加えてインスリンが不足したり，効きが悪くなったりして発症
- 糖尿病の家族歴多い
- 40歳以上の中高年で発症する患者さんが多く，病状はゆっくりと進行
- 食事や運動を中心とした治療を行い，必要があれば飲み薬やインスリン注射で治療
- 太っている方に多い傾向がある

図2　1型糖尿病発症のしくみ

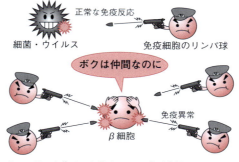

インスリンを作るβ細胞をリンパ球が攻撃してしまう

患感受性が規定されますが，一卵性双生児が1型糖尿病を発症する確率が一致しない[3]こともあり，遺伝因子に何かしらの環境因子が関係していると言われています．1型糖尿病に関与する環境因子としてウィルス感染[4]や食事（母乳保育が1型糖尿病の発症を予防)[5]が関連しているとの報告もありますが否定的な報告もあり，詳細な原因は解明されていないのが現状です．特発性は自己免疫機序の証明ができないがインスリンを必要とするタイプの1型糖尿病を指します．日本人における1型糖尿病の有病率，発症率は世界的にみても低く，好発年齢は8〜12歳の思春期にピークがあります．

1型糖尿病者における運動時の指針[6]が米国糖尿病学会（ADA）から報告されています．重要なことは日常生活における血糖変動のパターンを感覚的に把握し，適切な運動量，インスリン量の調節や補食の方法を身に付けてもらうことのサポートとされています．

参考文献
1) 日本糖尿病学会編：糖尿病治療ガイド 2014-2015，文光堂，2014，p8．
2) 葛谷　健・他：糖尿病の分類と診断基準に関する委員会報告．糖尿病，**42**：385-404，1999．
3) Ikegami H, Ogiwara T：Genetics of insulin-dependent diabetes mellitus. *Endocrinol J*, **43**：605-613, 1996.
4) Imagawa A, et al：A novel subtype of type1 diabetes mellitus characterized by a rapid onset and an absence of diabetes-related antibodies. *New Engl J Med*, **342**：301-307, 2000.
5) Borch-Johnsen K, et al：Relation between breast-feeding and incidence rates of insulin-dependent diabetes mellitus. A hypothesis. *Lancet*, **2**：1083-1086, 1984.
6) Silverstein J, et al：Care of children and adolescents with type 1 diabetes；A statement of the American Diabetes Association. *Diabetes Care*, **28**：186-212, 2005.

溝口　桂　周東総合病院リハビリテーション科

A 1型糖尿病はウィルス感染などにより何かしらの誘因をもって過剰に反応した自己免疫機能が膵臓のβ細胞を破壊しインスリンが枯渇するために発症します．

その他の糖尿病とは何ですか？

糖尿病の成因分類は大きく4つに分類されます【表1】.「その他の糖尿病」は,「Ⅲ. その他の特定の機序,疾患によるもの」にあたります.【表2】に主な原因を列挙します[1].

まず,「A. 遺伝因子として遺伝子異常が同定された糖尿病」ですが,近年遺伝子異常が明らかにされた糖尿病です.様々な遺伝子異常が報告されていますが,特殊なものとしては細胞内のミトコンドリアという器官は独自のDNA(ミトコンドリアDNA,以下mtDNA)をもっています.このmtDNAの異常がある場合,糖尿病を発症(ミトコンドリア糖尿病)することがあります.糖尿病以外にも頻度や程度は様々ですが,感音性難聴を高率に合併し他にも様々な合併症を有することが判明しています.また,mtDNAは母親からの遺伝という特徴があります.

その他に,インスリン受容体の異常による糖尿病もあり,「インスリン受容体異常症」といわれています.主に遺伝子に関与するものをA型としています.インスリン受容体遺伝子の異常によりインスリン抵抗性をきたす疾患を指します.

次に,「B. 他の疾患,病態に伴う種々の糖尿病」ですが,膵β細胞やインスリン以外の明らかな他の原因により起こる糖尿病です.その一つに,膵外分泌性疾患があります.膵炎や膵外傷,手術による膵摘出,膵癌等の膵腫瘍です.膵臓はインスリンを分泌している臓器であり,障害を受けると分泌低下の原因となることは想像しやすいと思います.

膵内分泌疾患では血糖を上昇させるホルモンを過剰に分泌するクッシング症候群や褐色細胞腫,グルカゴノーマや,インスリン分泌低下に作用する原発性アルドステロン症等が挙げられます.

肝疾患は,肝線維化の程度により肝糖代謝機能が低下し糖尿病を発症すると考えられます.肝硬変に至ってはシャント形成(つまり,肝臓を通らない通路ができるということ)によっ

表1　糖尿病と糖代謝異常の成因分類

Ⅰ. 1型(β細胞の破壊,通常はインスリン欠乏に至る)
　A. 自己免疫性
　B. 特発性
Ⅱ. 2型(インスリン分泌低下を主体とするものと,インスリン抵抗性が主体で,それにインスリンの相対的不足に伴うものなどがある)
Ⅲ. その他の特定の機序,疾患によるもの
　A. 遺伝因子として遺伝子異常が同定されたもの
　①膵β細胞機能に関わる遺伝子異常,②インスリン作用の伝達機構に関わる遺伝子異常
　B. 他の疾患,条件に伴うもの
　①膵外分泌疾患,②内分泌疾患,③肝疾患,④薬剤や化学物質によるもの,⑤感染症,⑥免疫機序によるまれな病態,⑦その他の遺伝的症候群で糖尿病を伴うことの多いもの
Ⅳ. 妊娠糖尿病

― 糖尿病の基本

表2　その他の特定の機序，疾患による糖尿病と糖代謝異常[1]*

> A. 遺伝因子として遺伝子異常が同定されたもの
> (1) 膵β細胞機能にかかわる遺伝子異常
>   インスリン遺伝子（異常インスリン症，，異常プロインスリン症，新生児糖尿病），HNF4α遺伝子（MODY1），グルコキナーゼ遺伝子（MODY2），HNF1α遺伝子（MODY3），IPF-1遺伝子（MODY4），HNF1β遺伝子（MODY5），ミトコンドリアDNA（MIDD），NeuroD1遺伝子（MODY6），Kir6.2遺伝子（新生児糖尿病），SUR1遺伝子（新生児糖尿病），アミリン，その他
> (2) インスリン作用の伝達機構にかかわる遺伝子異常
>   インスリン受容体遺伝子，（インスリン受容体異常症A型，妖精症，Rabson-Mendenhall症候群ほか），その他
>
> B. 他の疾患，条件に伴うもの
> (1) 膵外分泌疾患
>   膵炎，外傷/膵摘手術，腫瘍，ヘモクロマトーシス，その他
> (2) 内分泌疾患
>   クッシング症候群，先端巨大症，褐色細胞種，グルカゴノーマ，アルドステロン症，甲状腺機能亢進症，ソマトスタチノーマ，その他
> (3) 肝疾患
>   A型慢性肝炎，肝硬変，その他
> (4) 薬剤や化学物質によるもの
>   グルココルチコイド，インターフェロン，その他
> (5) 感染症
>   先天性風疹，サイトメガロウィルス，その他
> (6) 免疫機序によるまれな病態
>   インスリン受容体抗体，Stiffman症候群，インスリン自己免疫症候群，その他
> (7) その他の遺伝的症候群で糖尿病を伴うことの多いもの
>   Down症候群，Prader-Willi症候群，Turner症候群，Klinefelter症候群，Werner症候群，Wolfram症候群，セルロプラスミン低下症，脂肪萎縮性糖尿病，筋強直性ディストロフィー，フリードライヒ失調症，Laurence-Moon-Biedl症候群，その他

＊一部には，糖尿病特有の合併症をきたすかどうかが確認されていないものも含まれる．

て食後高血糖が増悪する可能性が考えられます．

　他には，薬剤により糖尿病が発症することがあり，代表的な薬剤としては，グルココルチコイド，インターフェロン，抗精神病薬等があります．感染症やインスリン受容体抗体B型（主にインスリン受容体に抗体が結合することで，インスリン抵抗性をきたす疾患で他に皮膚の変化やRaynaud症状，関節痛等の膠原病様症状や他の自己免疫疾患の合併がみられることが多い），染色体異常，先天性疾患でも耐糖能異常が指摘されています．

参考文献
1) 清野 裕・他：糖尿病の分類と診断基準に関する委員会報告（国際標準化対応版）．糖尿病 55(7)：485-504, 2012.

杉本大介　順天堂大学大学院医学研究科代謝内分泌内科学

A　その他の糖尿病とは，発症した際に原因として，遺伝子や他疾患等が関与する糖尿病のことです．

Q5 妊娠糖尿病と糖尿病合併妊娠との違いは何ですか，また予後はどうですか？

　妊娠中に取り扱う耐糖能異常の分類を【図】に，妊娠糖尿病（gestational diabetes mellitus：GDM）の定義と診断基準，妊娠時に診断された明らかな糖尿病（overt diabetes in pregnancy）の診断基準を【付表1】（160頁）に示します．この概念と診断基準は，2008年に発表された世界9カ国，15施設，25,505人の妊婦を対象に行われたHAPO（Hyperglycemia and Adverse Pregnancy Outcomes）study [1] をもとに，International Association of Diabetes and Pregnancy Study Group（IADPAG）から世界統一のGDMの診断基準が提唱され，2010年7月より日本でも取り入れられたものです．

　まず，「糖尿病合併妊娠」とは，妊娠前から糖尿病を指摘されていた患者さんが妊娠した場合です．妊娠中に初めて指摘された，耐糖能異常の妊婦は，【付表1】の診断基準に従い「妊娠糖尿病」と「妊娠中に診断された明らかな糖尿病」に分けられます．そして，この三者の予後は大きく異なります．妊娠に伴う耐糖能異常の予後として，短期的には周産期の母体・児の合併症【表】，長期的には母体の分娩後の糖尿病への移行が問題となります．

【計画妊娠】

　すでに糖尿病を指摘されている患者さんが妊娠を望む場合，母体の合併症の進展予防や，妊娠中の投薬禁忌の薬から投薬可能な薬への変更，児の先天奇形の予防のために計画妊娠を勧めます．妊娠初期に母体のHbA1cが7％以上であると，耐糖能異常のない妊婦と比べ先天奇形が多いことがわかっています．さらに，血糖コントロールが不良であればあるほどそのリスクは高まります．また，すでに網膜症や腎症などの合併症が存在する場合，妊娠期間中の母体への負荷により，その悪化が懸念されるため，妊娠前にしっかりと現在の合併症の状態の把握を行い，また安定させて，妊娠期間中も継続した管理が必要です．

　妊娠中に診断された明らかな糖尿病に関しては，計画妊娠ではないため，母体・児の合併症についてしっかりとお話する必要があります．

　その他の母体・児の合併症に関しては，妊娠期間中の血糖コントロールによるため，良好な血糖コントロールの場合，予後は変わりません．しかし，妊娠期間中の血糖コントロールの目標は，空腹時血糖70-100 mg/dL，食後2時間血糖120 mg/dL以下と厳格なコントロールが必要です．

図　妊娠中の耐糖能異常の分類

- 糖尿病合併妊娠（preexisting diabetes）
- 妊娠中に発見された糖代謝異常（hyperglycemic disorders in pregnancy）
  - 妊娠時に診断された明らかな糖尿病（overt diabetes in pregnancy）
  - 妊娠糖尿病（gestational diabetes mellitus：GDM）

表 糖代謝異常妊娠の母児合併症

母体の合併症	児の合併症
1) 糖尿病合併症 　糖尿病ケトアシドーシス 　糖尿病網膜症の悪化 　糖尿病腎症の悪化 　低血糖（インスリン使用時） 2) 産科合併症 　流産 　早産症 　妊娠高血圧症候群 　羊水過多（症） 　巨大児に基づく難産	1) 周産期合併症 　胎児仮死・胎児死亡 　先天奇形 　巨大児 　肩甲難産による分娩障害 　新生児低血糖症 　新生児高ビリルビン血症 　新生児低カルシウム血症 　新生児多血症 　新生児呼吸窮迫症候群 　肥大型心筋症 　胎児発育遅延 2) 成長期合併症 　肥満・IGT・糖尿病

【母体の分娩後の糖尿病への移行】

妊娠糖尿病は，妊娠前の耐糖能は正常ですが，糖代謝異常をきたしやすい，遺伝的・環境的素因がある人に妊娠というインスリン抵抗性増大の負荷が加わることによって，糖代謝異常が顕在化した状態です．分娩後は，妊娠によるインスリン抵抗性が解除され，糖代謝が正常化することが多く，妊娠時に診断された明らかな糖尿病であっても，産後の75g経口糖負荷検査による再診断で正常型や境界型を示す例も多くみられます．しかし，分娩後もそのまま糖代謝異常が継続することや，いったん正常化しても糖尿病に進展する例も多く[2]，分娩後の長期的な経過観察は非常に重要です．

文献
1) Group HSCR, et al : Hyperglycemia and adverse pregnancy outcomes. *N Engl J Med*, **358** : 1991-2002, 2008.
2) Bellamy L, et al : Type 2 diabetes mellitus after gestational diabetes: a systematic review and meta-analysis. *Lancet*, **373** : 1773-1779, 2009.

加賀英義　順天堂大学大学院医学研究科代謝内分泌内科学

妊娠糖尿病とは妊娠中にはじめて発見または発症した糖尿病に至っていない糖代謝異常です．周産期の予後は，血糖コントロールを厳格に行えば，正常妊娠と変わりません．分娩後は，多くが耐糖能は正常化しますが，糖尿病へ移行するリスクの高い集団であり長期的な経過観察が重要です．

Q6 食前血糖と食後血糖の診断的意義とリスク（DECODEスタディ）を教えてください

　血糖とは，血液中に含まれる糖（ブドウ糖）の濃度のことで，食前と食後ではその値が刻々と変化します．食事によってブドウ糖が吸収され血糖値が上昇し，その後インスリンが分泌されることによって血糖値が低下します．食事のタイミングによって血糖値は「食前血糖」と「食後血糖」に分けられます．食前血糖は空腹時血糖ともよばれますが，10時間以上絶食させた後の血糖のことをいい，食後血糖とは食事開始後の血糖のことを意味しています．特に食後血糖は，「食後」と表現されるので「食事終了後」の血糖と思われがちですが，食事を開始した時点からすぐに血糖は上昇し始めるので，「食事開始後」であることを理解する必要があります．食前血糖は肝臓からの糖の放出，食後血糖は肝臓での糖取り込みと筋肉での糖取り込みにより規定されます．食前血糖は 110 mg/dL 未満，食後血糖は 140 mg/dL 未満が正常域になります．食前血糖と食後血糖が高くなる理由として，前者ではインスリンの基礎分泌能が低下していること，インスリンの働きが悪いこと，後者では食べた物が胃を通過する時間が速くなり，すぐに腸管から吸収されること，インスリンの分泌能が低下していること，肝臓でのブドウ糖の取り込みとブドウ糖産生抑制が不十分であること，筋肉でのブドウ糖の取り込みが不十分であること，グルカゴンの分泌が抑制されていないなどが挙げられます．

　糖尿病を発症する前や発症後早期の段階では，過剰な糖質負荷やインスリン抵抗性を代償するために膵臓から過剰にインスリンが分泌され，しだいに膵臓が疲弊してしまいインスリンの分泌が低下します．インスリン分泌の低下は，食後の追加分泌の立ち上がりの遅延から生じるため，食前血糖が正常域で食後血糖が高くなることがわかっています．よって，日常診療においては，食前血糖とともに食後血糖に対する管理も重要です．さらに，食後血糖の管理は，以下に示す研究からその重要性が指摘されています．Diabetes Epidemiology：Collaborative Analysis of Diagnostic criteria in Europe（DECODE）[1]と呼ばれる研究です．

　この研究はヨーロッパ系住民を対象とし，75 g ブドウ糖負荷試験の結果をもとに 8.8 年間（中央値）にわたってイベントの発生を観察した前向きコホート研究のメタ解析です．空腹時血糖値が 110 mg/dL 未満（正常型）の対象者を 75 g ブドウ糖負荷試験の 2 時間値によってグループに分け，死亡率を比較しました．糖負荷後 2 時間の血糖値が 140 mg/dL 未満のグループの死亡率を 1 としたときに，140〜199 mg/dL の耐糖能障害（impaired glucose tolerance：IGT）のグループの死亡率は 1.59 倍に増加し，200 mg/dL 以上の糖尿病型のグループの死亡率は 2 倍に増加していました【図】．食後高血糖が死亡リスクを増加させることが示された研究です．さらに本研究では，食後高血糖は空腹時血糖とは独立した心血管疾患による死亡リスクの予測因子であることも示されています．

図 空腹時血糖値および糖負荷後2時間血糖値別にみた死亡リスク

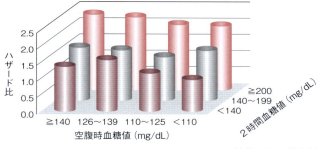

(文献1より一部改変)

参考文献
1) Glucose tolerance and mortality: comparison of WHO and American Diabetes Association diagnostic criteria. The DECODE study group. European Diabetes Epidemiology Group. Diabetes Epidemiology: Collaborative analysis Of Diagnostic criteria in Europe. *Lancet*, **354** : 617-621, 1999.

片岡弘明　KKR高松病院リハビリテーションセンター

A

食後血糖値の上昇（食後高血糖）は，死亡や心血管系イベントの発症リスクを高めます．

Q7 インスリン基礎分泌，追加分泌とは何ですか？

インスリン分泌は基礎分泌と追加分泌に分けられる

　インスリン基礎分泌とは空腹時からも分泌されている一定量のインスリン分泌のことです．一方で，インスリン追加分泌とは栄養素の吸収に伴う血糖値の上昇に対して速やかに起こるインスリン分泌のことです．

インスリンとは血糖値を低下させる唯一のホルモンである

　インスリンは生体内で唯一の血糖値を降下させる膵臓のβ細胞から分泌されるホルモンです．そのため，インスリンは血糖値を上昇させるホルモン（グルカゴン，成長ホルモン，コルチゾール，カテコラミン）に拮抗する役割をもち，生体の血糖値を一定の範囲に調節する役割を担っています．そして，インスリン分泌のうち空腹時や絶食時に分泌されているインスリン分泌が基礎分泌にあたります．またβ細胞は，食事に伴う血糖値の上昇を感知し，その上昇に見合ったインスリンの量を追加分泌として分泌します．そして血糖値の上昇が落ち着いてくると，β細胞は追加分泌するインスリン量も減少させることで血糖値の降下を穏やかにさせて血糖値を正常範囲内にコントロールしているのです【図1】．

食後高血糖は追加分泌の遅延が影響している

　糖尿病の初期症状として食後高血糖が挙げられます．これは，追加分泌の遅延が影響していると考えられます．
　糖尿病患者さんは，糖尿病を発症した時点である程度，インスリン分泌能が低下しています．そのような状態では，食後の血糖値の急激な上昇に合わせたインスリンの追加分泌が障

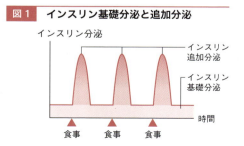

図1　インスリン基礎分泌と追加分泌

図2 インスリン追加分泌の遅延と血糖値の上昇

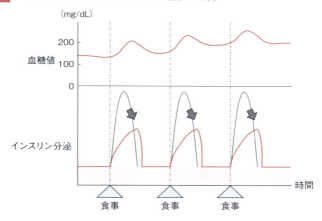

害され，追加分泌の低下と遅延が生じます【図2】．このように発症後間もない段階までは食後のインスリンの追加分泌の遅延による食後高血糖がみられます．しかし病状が進行し別項の糖毒性も相まってインスリン分泌能の低下がさらに進行すると，基礎分泌の低下も引き起こすことになります．この状態になると空腹時の血糖値も上昇することになり，薬物療法としてインスリン注射が必要となることもあります．

松井伸公　金沢赤十字病院リハビリテーション科

A

インスリン追加分泌は主に摂食時の血糖上昇に見合うように追加されるインスリン分泌であり，インスリン基礎分泌は摂食時以外の時間においてもわずかながらに分泌されているインスリン分泌のことです．追加分泌の低下・遅延は食後高血糖を引き起こし，その後に起こる基礎分泌の低下は空腹時の高血糖も引き起こします．

Q8 インスリン分泌の分子メカニズムを簡単に教えてください

ブドウ糖応答性インスリン分泌機構

　膵β細胞は，膵臓に存在し，α細胞など他の細胞とともに膵ランゲルハンス氏島を構成する組織であり，食事により摂取された栄養素に対してインスリンを分泌する内分泌組織です．その栄養素の中で主に炭水化物に由来するブドウ糖の血中濃度（血糖値）が上昇すると膵β細胞がその変化を感受して，ブドウ糖濃度応答性に適切なインスリンを分泌する機構，ブドウ糖応答性インスリン分泌機構が膵β細胞には備わっています．血糖値に応答してインスリンを分泌するため，膵β細胞の細胞表面にはグルコースを細胞内に輸送するグルコーストランスポーター（GLUT）2が存在しており，骨格筋や脂肪とは異なり，非インスリン依存的に細胞内へ取り込まれます【図-①】．取り込まれたブドウ糖は，解糖系と呼ばれる生化学的な反応によりエネルギー（ATP）へ変換可能なピルビン酸に形を変えます【図-②】．このピルビン酸は，細胞内のエネルギー産生場であるミトコンドリアに原料として流入し，さらにアミノ酸や脂質由来の材料も取り込むことを可能にしたエネルギーサイクル（TCAサイクル）により効率的にエネルギー基質を増幅されます【図-③】．最終的にこれらの基質が用いられ，ミトコンドリア膜における電子伝達系と呼ばれるエネルギー変換システムによりアデノシン2リン酸（ADP）を細胞レベルでのエネルギーであるアデノシン3リン酸（ATP）へ変化させます【図-④】．結果として「細胞内のATP/ADP比の上昇」という変化が，細胞内濃度の高いカリウム（K^+）が濃度勾配に従い細胞外への流出する関門であるATP感受性K^+（Katp）チャネルを刺激し，その刺激によりK^+チャネルが閉鎖されます【図-⑤】．このKatpチャネルの閉鎖によりプラスの電荷を有するK^+が細胞内に留まり，定常状態であった細胞膜電位（静止電位）は上昇（脱分極）します【図-⑥】．この細胞膜の脱分極が電位依存性カルシウム（Ca^{2+}）チャネル（VDCC）という細胞外Ca^{2+}を強力に細胞内へ流入させる関門を刺激し，膵β細胞内へCa^{2+}が急速に流入します【図-⑦】．それによる急速な細胞内Ca^{2+}濃度上昇が，細胞内に貯留しているインスリン顆粒の開口放出を引き起こします【図-⑧】．このインスリン分泌機構はK_{ATP}チャネル依存性インスリン分泌機構として知られています．

　一方で，K_{ATP}チャネル非依存性インスリン分泌機構の存在も示唆されており，ピルビン酸カルボキシラーゼを介しミトコンドリア内に供給されたオギサロ酢酸が，結果的にクエン酸を供給し，アセチルCoA，マロニルCoAの増加をもたらします．ミトコンドリア内に増加したマロニルCoAは，脂肪（トリブリセライド）由来の脂肪酸代謝産物であるアシルCoAのミトコンドリア内への取り込みの関門であるカルニチンパルミトイル転移酵素I（CPT-I）の活性を阻害します【図-⑨】．それにより細胞質内のアシルCoAが増加し，副次的にジアシルグリセオール（DAG）増加をもたらす【図-⑩】．これらの変化がインスリン分

図 膵β細胞におけるブドウ糖応答性インスリン分泌機構

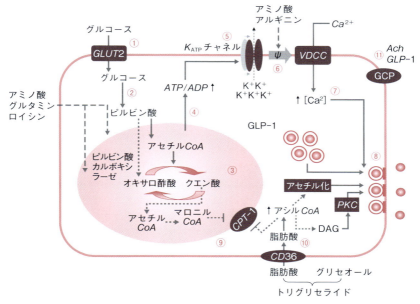

図中の①〜⑩は本文参照
Ach：アセチルコリン，CTP-I：カルニチンパルミトイル転移酵素 I，GCP：G蛋白質共役受容体，DAG：ジアシルグリセオール，PKC：プロテインキナーゼ C，VDCC：電位依存性カルシウム（Ca²⁺）チャネル，ψ：脱分極，◎：インスリン顆粒，●：インスリン

泌を増強すると考えられています．

　この機構により，食事に含まれる炭水化物，たんぱく質および脂質により効率的にインスリン分泌を惹起し，増強することができます．

　インスリン分泌を増強する機構に消化管から分泌されるインクレチン（**Q18** 参照）や神経系制御によるインスリン分泌が知られています【図-⑪】．

内田豊義　順天堂大学大学院医学研究科代謝内分泌内科学

膵臓に存在する膵β細胞には，ブドウ糖を基質として ATP を産生し，細胞内への Ca^{2+} 流入を惹起し，インスリンが分泌されます．同時にインスリン分泌を増強する副経路およびたんぱく質や脂質，消化管から分泌されるホルモンなどにより効率的にインスリンを分泌する機構が備わっています．

Q9 日本人と欧米人のインスリン分泌の特徴を教えてください

日本人のインスリン分泌は欧米人よりも低い

　2型糖尿病は世界的に増加していますが，その病態は人種・民族によってかなり異なることが知られています．日本人を含む東アジア人，欧米白人，アフリカ人のインスリン感受性，インスリン分泌を比較したメタ分析の研究があります[1]．この分析結果では，正常耐糖能群（NGT），耐糖能異常群（IGT），糖尿病群（DM）における人種間の比較がされており，東アジア人のNGTではインスリン分泌は低いものの，インスリン感受性は高く，IGTではインスリン感受性が低下し，DM群ではインスリン分泌が低下することを示しています【図】．この結果から，もともと日本人を含む東アジア人は欧米白人やアフリカ人と比較してインスリン分泌が低く，また，糖尿病発症後でもインスリン分泌が低いことがわかります．

　また，人種間のDM群を比較してみると，欧米人よりも東アジア人のインスリン感受性が高いことがわかります．このことより，インスリン抵抗性が欧米人ほど強くない症例であっても，日本人は糖尿病を発症しやすいといえます．日本人は遺伝的に皮下脂肪組織などに体脂肪を蓄積する能力が低く，内臓脂肪を蓄積しやすいため，インスリン抵抗性の増大をきたしやすいとされています．したがって，インスリン抵抗性が少し増大するだけで，日本

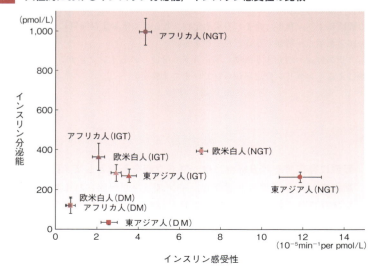

図　人種間におけるインスリン分泌能，インスリン感受性の比較

人は欧米人と比較してインスリン分泌能力が低いため，それに打ち勝つインスリン分泌能を増加させることができず，糖尿病を発症しやすいと考えられています．このように，日本人の糖尿病の発症・進展にはインスリン分泌能の低下が重要な要因となっています[2]．

このような日本人と欧米人のインスリン分泌の違いが生じた背景として，数千年にわたる生活様式の違いが関与していると考えられています．欧米人は日常的に肉類や乳製品など脂肪分を多く含む食事を摂取しており，そのため，多量のインスリンを分泌するように膵β細胞が進化してきたと考えられています．一方で，穀類中心の食生活を送ってきた日本人は少量のインスリンしか必要としないため，膵β細胞もそれに順応したとされています．

参考文献

1) Kodama K, et al：Ethnic differences in the relationship between insulin sensitivity and insulin response: a systematic review and meta-analysis. *Diabetes Care*, **36**：1789-1796, 2013.
2) Matsumoto K, et al：Glucose tolerance, insulin secretion, and insulin sensitivity in nonobese and obese Japanese subjects. *Diabetes Care*, **20**：1562-1568, 1997.

宮本俊朗　兵庫医療大学リハビリテーション学部理学療法学科

正常耐糖能であっても糖尿病患者であっても，日本人のインスリン分泌は欧米人と比較して低いことがわかっています．

Q10 糖毒性とは何ですか？

　健常者の場合では，食事や運動をしても血液中に含まれているグルコース濃度（血糖値）は，常に 70〜140 mg/dL 程度の範囲に収まるように厳密に調整されています．この調節に最も重要な役割を果たしているのがインスリンです．インスリンは膵臓にあるランゲルハンス島と呼ばれる部分のβ細胞から分泌されているホルモンで，ブドウ糖を末梢組織（筋肉・肝臓・脂肪細胞）に取り込む働きをしています．ところが，糖尿病者とくに肥満を伴う糖尿病者では，脂肪の量が多すぎることが原因となってインスリンの効きが悪くなってしまう「インスリン抵抗性」が末梢組織で起こってきます．このような状態になってしまうと，どれだけインスリンが分泌されていてもなかなか血糖値は下がりません．インスリン抵抗があると，体は高血糖にならないようにインスリンが長時間にわたって過剰に分泌され，血液中のインスリン濃度が高くなります．これが高インスリン血症と呼ばれる状態で，低下したインスリンの作用を「量」で補おうとする膵臓の働きによって起こります．（ちなみに高インスリン血症は，インスリン抵抗性をますます悪化させます．）このような状況が長期間にわたって続くと，やがて膵臓は疲弊してしまい，徐々にインスリンの分泌が低下してきます．最終的には，インスリン抵抗性の増大とインスリン分泌の低下によって高血糖の状態へと進行していきます．そして，高血糖の状態が続くと，それ自体が原因となってさらにインスリン分泌の低下とインスリン抵抗性の増大が助長され，さらなる高血糖状態に陥ります（負のスパイラル）．これを「糖毒性」と呼び，2型糖尿病増悪の寄与因子となっています[1,2]【図】．

　この負のスパイラルが進行すると，生命に危険な糖尿病ケトアシドーシスや高血糖高浸透圧症候群の発症にまで至ることもあります．糖毒性によるインスリン分泌の低下やインスリン抵抗性の増大は，はじめのうちは可逆的です．つまり，インスリン療法などによって血糖値を改善させることで，インスリン分泌や抵抗性が改善し薬物治療が不要になることが多いです（これが狭義の糖毒性であり，臨床的にはこちらの概念を指すことが多い）．しかし，糖毒性

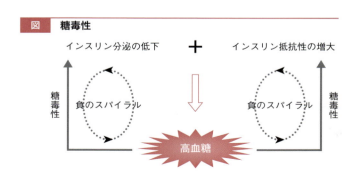

図　糖毒性

が長期間に及んでくると，インスリン分泌は不可逆的なものになります．

糖毒性に関連する病態として清涼飲料水ケトーシス（ペットボトル症候群）が知られています．これは，糖が含まれた清涼飲料水を過剰に摂取することが原因で発症します．病識の乏しい肥満男性の2型糖尿病者に発症するとされていますが，糖尿病を指摘されたことがない人にも多く認められます[3]．清涼飲料水を習慣的に摂取することで高血糖を引き起こし，その影響でのどが渇いてしまい（口渇），再び清涼飲料水を摂取するという悪循環に陥り，その結果，糖毒性が生じケトーシスへと至ります．重症例ではアシドーシスと意識障害を伴う場合もあります．中高齢発症の清涼飲料水ケトーシスでは，統合失調症やうつ病などの精神疾患を有する割合が高く，向精神薬による食欲亢進や口渇が関与する可能性もあります[3]．

糖毒性の治療としては，不可逆的とならないように可能な限り早期から行うことが望ましく，その場合は強化インスリン療法が適応となります．各食前に（超）速効型インスリン，それでも改善が乏しいようであれば持効型インスリンを併用して血糖値の正常化を目指していきます．糖毒性の程度がそれほど強くない場合は，食事療法，運動療法，薬物療法（経口薬）でも十分に解除することが可能です．高血糖による負のスパイラルの逆で，インスリン分泌を促進したり，インスリン抵抗性を改善したりすることで血糖値を低下させ，それによって糖毒性が解除され，さらにインスリン分泌や抵抗性が改善するという正のスパイラルにすることが治療の目標になります．

参考文献

1) Bansellam M, et al : The molecular mechanisms of pancreatic β-cell glucotoxicity: recent findings and future research directions. *Mol Cell Endocrional*, **364** : 1-27, 2012.
2) Brunner Y, et al : Glucotoxicity and pancreatic proteomics. *J Proteomics*, **71** : 576-591, 2009.
3) 日本糖尿病学会編：糖尿病専門医研修ガイドブック，第6版，診断と治療社，2014，pp262-263．

片岡弘明　KKR高松病院リハビリテーションセンター

糖毒性とは，ある期間高血糖が持続することによって，高血糖自体が膵β細胞のインスリン分泌能を低下させ，さらに，同時に末梢組織におけるインスリン抵抗性を増大させることでさらなる高血糖を助長させることです．

Q11 内臓脂肪の増加によりインスリン抵抗性が生じるのはなぜか教えてください

　インスリン抵抗性は肥満に伴って出現することがわかっていますが，なかでも内臓脂肪の増加と深く関連することが明らかとなっています．しかしながら，内臓脂肪の増加とインスリン抵抗性の因果関係やメカニズムについては様々な仮説があり，いまだ不明な点を多く残しています．ここでは代表的な幾つかの仮説を紹介します【図】．

　一つ目は，異所性脂肪の蓄積です（**Q12**参照）．肥満により脂肪細胞が大型化すると，エネルギーをすべて中性脂肪として溜め込むことが難しくなり，遊離脂肪酸として放出されます．臨床的には空腹時の遊離脂肪酸が上昇します．内臓脂肪は皮下脂肪よりも分解されやすいため，内臓脂肪に多く脂肪が蓄積した人では特に遊離脂肪酸が上昇しやすいと考えられます．血中遊離脂肪酸濃度が高まると，骨格筋や肝臓で取り込まれ主に中性脂肪や脂肪筋，脂肪肝として蓄積します（異所性脂肪）．実際に，健常人の血中FFA濃度を脂肪乳剤とヘパリンを用いて人為的に高めると，脂肪筋の増加とともに骨格筋のインスリン抵抗性が惹起されたり，肝インスリン抵抗性が短時間で生じることが明らかとなっています．肝臓や骨格筋に蓄積した脂肪は脂肪毒性を発揮し，インスリンシグナル伝達を阻害することによりインスリン抵抗性を生じさせていると考えられます．

　異所性脂肪蓄積のメカニズムとして，アディポカイン（脂肪細胞から分泌されるホルモン）の寄与も考えられています．たとえば脂肪細胞から分泌される善玉アディポサイトカインであるアディポネクチンは，肝臓，骨格筋における異所性脂肪の燃焼促進作用をもつと考えられますが，肥満者ではアディポネクチンの血中濃度は低下し，異所性脂肪の蓄積を促進する

図　肝および筋インスリン抵抗性が生じるメカニズムの概略図

脂肪由来因子
炎症性サイトカイン↑
FFA↑
アディポネクチン↓
脂肪筋 → インスリンシグナル伝達障害 ← 脂肪肝
糖産生を増加させる他の因子
グルカゴン↑
インスリン↓
FFA↑
不活動・高脂肪食
高脂肪食・高炭水化物食・不活動
生活習慣因子

可能性があります．また，肥満が伴わなくても，高脂肪食・高炭水化物食のとりすぎや運動不足は，直接的に骨格筋や肝臓における異所性脂肪の蓄積を招くことが示唆されているため，内臓脂肪の蓄積がある人ではそのような生活習慣が直接的に異所性脂肪の蓄積を生じさせているかもしれません．

　もう一つの経路として，炎症性アディポサイトカインの分泌の関与があります．肥満により脂肪細胞が大型化すると炎症性アディポサイトカイン（TNFαなど）の分泌が亢進します．TNFαは骨格筋や肝臓のレセプターに結合し細胞内のリン酸化酵素を活性化し，異所性脂肪と同様にしてインスリンシグナル伝達を阻害しインスリン抵抗性の発生に結び付いていると推測されています．

参考文献
1) 田村好史：臓器別のインスリン抵抗性の発生メカニズムと臨床的意義．プラクティス，**32**：401-409，2015．

田村好史　順天堂大学大学院医学研究科代謝内分泌内科学・スポートロジーセンター

A 内臓脂肪が増加すると，脂肪細胞からの FFA やアディポカインの分泌バランスが悪くなり，異所性脂肪蓄積を生じさせるなどを介してインスリンシグナル伝達を阻害し，インスリン抵抗性を生じさせていると考えられています．

Q12 脂肪筋・脂肪肝とインスリン抵抗性について教えてください

太るとインスリン抵抗性が生じることが多いのですが，近年，そのメカニズムとして異所性脂肪の重要性が指摘されています．脂肪組織以外の脂肪を異所性脂肪と呼びますが（広義），糖代謝では特に重要である肝臓や骨格筋の異所性脂肪蓄積（脂肪肝・脂肪筋）が多く研究されるようになりました．脂肪筋とは，いわゆる霜降り肉の目に見える霜の部分ではありません．目に見える霜降りは骨格筋ではなく脂肪組織です．つまりは，皮下脂肪のようなものが骨格筋に紛れ込んでいるようなものを見ています．しかし，肉にはもう一つの目に見えない霜降り，具体的には骨格筋の細胞内に存在する脂質が存在し，これがインスリン抵抗性と密接に関連していることが明らかとなっています．この目に見えない霜降りを私達は「脂肪筋」と呼んでいます．近年の研究方法の発展により，proton magnetic resonance spectroscopy（^{1}H-MRS）法で脂肪肝・脂肪筋の測定が可能となり，脂肪筋や脂肪肝がそれぞれの臓器のインスリン抵抗性を引き起こす直接的な原因ではないかと考えられるようになりました．

異所性脂肪の蓄積とインスリン抵抗性の発生は関連しますが，その機序として，細胞内への中性脂肪の蓄積とともに，脂質成分の一つであるジアシルグリセロールやセラミドの蓄積も高まることが原因として考えられています．なぜかというと，増加したジアシルグリセロールやセラミドは細胞内のリン酸化酵素を活性化し，これらの活性化したリン酸化酵素は，インスリンシグナル伝達に重要な役割を担うチロシン残基のリン酸化不全を引き起こすからです．

筆者らの施設では，2型糖尿病における食事，運動療法の脂肪肝・脂肪筋に対する意義について検討しました．2週間の糖尿病教育入院となった2型糖尿病患者14名を食事療法単独，または食事＋運動療法により加療を行う2群に分け，入院前後に^{1}H-MRSにより脂肪筋，脂肪肝を定量評価し，同時に高インスリン正常血糖クランプに経口糖負荷を組み合わせて，末梢インスリン感受性，肝糖取り込み率を測定しました[1]．脂肪肝は，両群ともにほぼ同等に約30％減少し，それに伴って肝糖取り込みは増加しました．骨格筋に関しては，食事療法単独では脂肪筋と末梢インスリン感受性は有意に変化しませんでしたが，食事＋運動療法群では脂肪筋が19％減少し，末梢インスリン感受性は57％増加しました【図】．脂肪筋の変化率はメモリー付加速度計で測定した身体活動度の変化率は負の相関を認め，脂肪筋減少は運動により細胞内脂質が消費された結果であることが推察されました．これらのことより，2型糖尿病における食事療法は主に肝臓の，運動療法は主に骨格筋における細胞内脂質量を減少させ，インスリン抵抗性を改善させることが考えられました．

これらの結果は，普段臨床上経験することと関連しているように思えます．たとえば，糖尿病の初診患者に対して，食事・運動療法を指導すると，2～3kgの体重減少でも高血糖や高中性脂肪血症が劇的に改善することをよく経験します．筆者らの2型糖尿病，肥満症

図 食事・運動療法による脂肪筋とインスリン感受性の変化

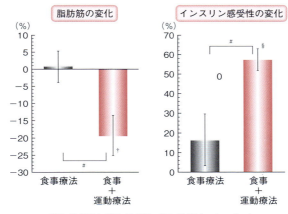

§ P＜0.0001, **P＜0.003, †P＜0.03 (vs. baseline)
# P＜0.03 (diet alone vs. diet plus exercise)

への介入結果から，食事療法によるエネルギー制限は体重減少がわずかであっても脂肪肝を大幅に減少し代謝を改善することが示唆されました．また，2型糖尿病において，運動療法は主に脂肪筋を減少し，骨格筋のインスリン抵抗性を改善することが示唆されました．これとは反対に，肥満が伴わなくても，高脂肪食・高炭水化物食，運動不足は直接的に骨格筋や肝臓における異所性脂肪蓄積を招くことが示唆されています．これらのことから，脂肪筋，脂肪肝は運動，食事といった生活習慣に直接的な影響を受け，肥満とは独立してインスリン感受性を制御している部分もあることが考えられます．

参考文献
1) Tamura Y, et al : Effects of diet and exercise on muscle and liver intracellular lipid contents and insulin sensitivity in type 2 diabetic patients. *J Clin Endocrinol Metab*, **90**：3191-3196, 2005.
2) 田村好史：臓器別のインスリン抵抗性の発生メカニズムと臨床的意義．プラクティス，**32**：401-409, 2015.

田村好史　順天堂大学大学院医学研究科代謝内分泌内科学・スポートロジーセンター

脂肪肝や脂肪筋は異所性脂肪とも呼ばれ，それぞれの臓器のインスリン抵抗性の原因となっていることが示唆されており，それぞれ，食事療法や運動療法により改善する可能性が示されています．

Q13 メタボリックシンドローム・糖尿病と動脈硬化症の関係を教えてください

糖尿病やメタボリックシンドロームは血管障害を惹起することが知られています．動脈硬化症発症の大きな理由の一つとして，過栄養状態になると，脂肪細胞が肥大化するとともに，脂肪組織へのマクロファージの浸潤を誘導し，脂肪組織での炎症を惹起，全身でのインスリン抵抗性の形成に関与することが考えられています．この全身でのインスリン抵抗性は，様々な代謝異常を通じて動脈に炎症を引き起こし，動脈硬化の進展に寄与することが推測されています．実際に数多くの疫学研究においても，糖尿病やメタボリックシンドロームが動脈硬化症の発症リスクが高くなることが示されています．このため，糖尿病やメタボリックシンドロームの治療を行うことは，動脈硬化の発症・進展を回避する観点からも患者の予後改善に大変有用と考えられます．

わが国においても，多目的コホート研究 (Japan Public Health Center-based prospective Study：JPHC Study) において，BMI と脳卒中との正の相関が報告されています[1]．

Finnish Study[2] においては，心筋梗塞既往のない糖尿病患者と心筋梗塞既往のある非糖尿病者の心筋梗塞発症率は，それぞれ 20.2 % および 18.8 % とほぼ同等であることが示されました【図】．したがって，糖尿病患者は，冠動脈疾患のある患者と同等の厳密な治療を行う必要があります．

久山町研究[3] では，40～79 歳の成人健診受診者を対象に糖負荷試験を施行しました．8 年間追跡したところ，男性では耐糖能正常者と比較して，心血管疾患発症のリスクは糖尿病型では 2.4 倍，負荷後の血糖値だけが高い耐糖能異常の状態であっても 1.9 倍と有意に高値でした．つまり，糖尿病において，食後血糖値に注目することは極めて重要であることが示されました．

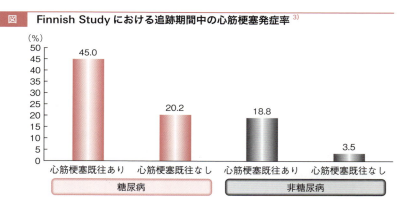

図　Finnish Study における追跡期間中の心筋梗塞発症率[3]

糖尿病やメタボリックシンドロームの治療介入を行うにあたり，Steno-2試験[4]では，微量アルブミン尿を認めるリスク2型糖尿病患者において，糖尿病・高血圧・脂質異常症といった複数の薬物療法および行動療法による集中的多因子治療により，心血管合併症，全死亡，心血管死に対する有意で持続的な効果が示されました．対象者の各治療目標への到達率をみると，HbA1c値＜6.5%に到達したのは20%未満でしたが，血圧と脂質については50～70%達成されていました．したがって，この介入試験における心血管イベント発症抑制効果は，血圧と脂質の改善による効果が顕著でした．

　メタボリックシンドロームや糖尿病治療の目的は糖尿病合併症を予防し，健常人と変わりないQOLを維持することにあります．以上より，早期の段階から動脈硬化の進行を防ぐには，まずは肥満の是正や，食後高血糖の是正を行うことが大切です．その具体的な治療方法の筆頭として食事療法や運動療法があります．さらに薬物療法を使用する場合でも，食後高血糖を抑えるタイプの薬剤や降圧薬・脂質異常症治療薬を積極的に用いることが有用です．

文献

1) Hiroshi Yatsuya, et al : Development of a Point-based Prediction Model for the Incidence of Total Stroke Japan Public Health Center Study. *Stroke*, **44** : 1295-1302, 2013.
2) Glucose tolerance and mortality : comparison of WHO and American Diabetes Association diagnostic criteria. The DECODE study group. European Diabetes Epidemiology Group. Diabetes Epidemiology: Collaborative analysis Of Diagnostic criteria in Europe. *Lancet*, **354** : 617-621, 1999.
3) Whiteley L, et al : Should diabetes be considered a coronary heart disease risk equivalent?: results from 25 years of follow-up in the Renfrew and Paisley survey. *Diabetes Care*, **28** : 1588-1593, 2005.
4) Gaede P, et al : Effect of a multifactorial intervention on mortality in type 2 diabetes. *N Engl J Med*, **358** : 580–591, 2008.

佐藤文彦　日本IBM株式会社産業医

A　メタボリックシンドローム・糖尿病の治療目的の一つには，予後を大きく決定する脳梗塞・心筋梗塞の予防があります．食後高血糖にも注目し，かつ様々な治療法を組み合わせながら積極的に治療・介入を行うことが勧められます．

Q14

「糖のながれ」とは何ですか？

　ブドウ糖は生命維持のためには必須の栄養で，健常者であれば血糖値は一定の濃度で保たれるように調節されています．健常者では，空腹時でも食後でも血糖値があまり変動しませんが，変動しないという裏では，血糖値がインスリンやグルカゴンなどによって緻密にチューニングされ，その結果として血糖値は概ね一定に保たれるのです．このように空腹時や食後にブドウ糖が生体内でどのように流れているのかを総称して，「糖のながれ（glucose flux）」と呼びます．

　それでは，健常者でなぜ血糖値が増加しないかを考えてみましょう．たとえば，身体の血液を一つのプールに見立てて考えてみます．血糖値とはこのプールに溶けているブドウ糖の濃度です．健常者では，食前でも食後でも血糖値は 70〜100 mg/dL 程度に保たれていることが多いですが，寝ている間や朝起きた時，数時間何も食べていない状態でも血糖値が維持されるのはなぜでしょうか？　何もしていない時でも，基礎代謝でブドウ糖を消費するため，一定のスピードでブドウ糖は骨格筋や脳に取り込まれ消費されますので【図A】，それだけだといつかは低血糖になってしまいます．しかし，空腹時には肝糖産生を調節する二つ

図　健常者の糖のながれ

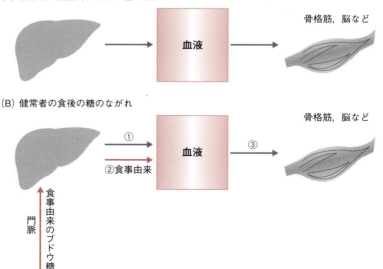

(A) 健常者の空腹時における糖のながれ

(B) 健常者の食後の糖のながれ
①
② 食事由来
③
門脈
食事由来のブドウ糖
骨格筋，脳など
血液

の重要なホルモンの変化,つまりインスリンの低下,グルカゴンの増加により,肝臓が蓄えているグリコーゲンを分解するか,糖新生により生じるブドウ糖を,血管内に放出するため,低血糖にはなりません.つまり,単純化すると血糖値が一定であるという状態は,このようなブドウ糖の流入と流出のスピードが同じである,ということを意味しています.

それでは,食後の状態ではどうして血糖値が上昇しないのでしょうか? 炭水化物の中に含まれる食事由来のブドウ糖は腸管で吸収された後に門脈を通り,肝臓を通過します【図B】.健常者では,門脈にブドウ糖が流入したことが刺激になり(門脈シグナル),入ってきた糖の30%以上を取り込みます.取り込み切れなかった余剰の糖は肝静脈を経て,大循環に乗り全身を巡りますが【図B②】,この時にわずかに上昇した血糖値や,食事を摂ったことによりGLP-1を始めとしたインクレチンホルモンの分泌が促進されることが刺激となり,膵臓からインスリンが分泌され,グルカゴン分泌の低下が生じます.これらのホルモンの変化により,肝糖取り込みはさらに増加し,肝糖産生の抑制【図B①】と主にインスリンによる骨格筋での糖取り込みの増加【図B③】が生じます.このように健常者では炭水化物を摂取したとしても,肝糖取り込み,肝糖産生,骨格筋糖取り込みが巧みに調整され高血糖が生じないようになっているのです.

参考文献
1) 田村好史:臓器別のインスリン抵抗性の発生メカニズムと臨床的意義.プラクティス,**32**:401-409,2015年.

田村好史 順天堂大学大学院医学研究科代謝内分泌内科学・スポートロジーセンター

空腹時や食後でブドウ糖が生体内でどのように流れているのかを総称して「糖のながれ(glucose flux)」と呼びます.

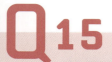

糖質代謝における肝臓の役割について教えてください

　Q14の「糖のながれ」とは何ですか？　で説明されているように，肝臓は空腹時や食後における血糖値をコントロールするのに極めて重要な臓器です．たとえば，空腹時血糖値が高値の人では肝糖産生が亢進していることが知られています【図】[2]．食後高血糖の原因として，Q14の図B（糖のながれ）から考えると，①過剰な肝糖産生，②肝糖取り込みの低下による食事由来ブドウ糖の流入，③骨格筋取り込みの低下，の3つが考えられますが，現在までの研究により，特に①，②が食後高血糖の原因として重要であることが指摘されています．

　それでは，糖尿病患者では肝糖産生はなぜ食後に抑制されないのでしょうか？　その一つは，「高グルカゴンや低インスリン」です．グルカゴンは肝臓におけるグリコーゲンの分解や糖新生の亢進を介して，糖産生を亢進させます．インスリンはこれと相反する作用をもちます．糖尿病患者においては，インスリン分泌不全や高グルカゴン血症があるため，肝糖産生が亢進して血糖値が上昇すると考えられます．また，肝臓におけるインスリン抵抗性も原因として重要と考えられます．インスリン抵抗性は「通常量のインスリンで期待される通常のインスリン作用が得られない状態」を指しますが，炎症や脂肪肝により肝インスリンシグナル伝達不全が生じ，インスリン抵抗性が発生すると考えられます【表】．

　その一方で，糖尿病患者においては肝糖取り込みが低下し，食後高血糖が生じる原因の一つになっていると考えられます．肝臓での糖取り込みを増加させる因子として，インスリンがあります．その作用は肝糖産生のインスリン作用とは独立した調節を受けていると考えられています．肝糖取り込みはこれ以外にも，末梢と門脈の血糖値の差で生じる門脈シグナルや，遊離脂肪酸やグルカゴンがネガティブに肝糖取り込みを調節する可能性が示唆されてい

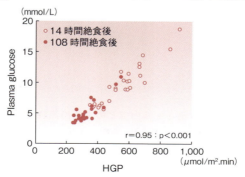

図　2型糖尿病患者における肝糖産生と空腹時血糖値の関係

表 糖代謝異常が発生する臓器と臨床的見分け方

	糖代謝における役割	代謝障害を生じた場合の臨床像	代謝障害の原因（関連因子）
肝臓	糖産生	空腹時血糖↑ 食後血糖↑	肝インスリンシグナル伝達障害 （肥満，炎症，脂肪肝）
			グルカゴン↑ インスリン分泌↓ FFA↑
	糖取り込み	食後血糖↑ （特に食後1時間前後）	グルコキナーゼ活性↓ （脂肪肝，門脈シグナル不全など）
			インスリン分泌↓

るほか，少なくとも肝糖産生と同様に脂肪肝が肝糖取り込み低下と関連していることが示されてきています．糖尿病患者で肝糖取り込みが低下しているメカニズムとして，グルコキナーゼの活性の低下が重要と考えられています（表）．

実際に筆者らが行った研究では，肥満者を対象とした3カ月の食事療法により6.6％の体重減少が認められ，それに伴いメタボリックシンドロームに関連したパラメーターが有意に改善しました．75g経口糖負荷試験でも，耐糖能の改善を認め，血糖曲線下面積，インスリン曲線下面積も減少し，インスリン抵抗性が改善したことが示唆されました．これに関連して，脂肪肝は約40％減少し，肝糖取り込み率は2.4倍増加したという結果が得られています．

参考文献

1) 田村好史：臓器別のインスリン抵抗性の発生メカニズムと臨床的意義．プラクティス，**32**：401-409, 2015.
2) Fery F：Role of hepatic glucose production and glucose uptake in the pathogenesis of fasting hyperglycemia in type 2 diabetes: normalization of glucose kinetics by short-term fasting. *J Clin Endocrinol Metab*, **78**：536-542, 1994.
3) Sato F, et al：Effects of diet-induced moderate weight reduction on intrahepatic and intramyocellular triglycerides and glucose metabolism in obese subjects. *J Clin Endocrinol Metab* **92**：3326-3329, 2007.

田村好史　順天堂大学大学院医学研究科代謝内分泌内科学・スポートロジーセンター

肝臓は糖産生と糖取り込みという二つの糖代謝における機能があり，食前および食後の糖代謝制御において重要な役割を担っています．

Q16 シンドローム X，インスリン抵抗性症候群，死の四重奏について教えてください

シンドローム X，インスリン抵抗性症候群，死の四重奏は，動脈硬化性疾患の危険因子である

　動脈硬化性疾患の危険因子が重複する病態についてはさまざまなことがいわれています【表】．Reaven[1]が1988年に発表した「シンドローム X」が最初であり，インスリン抵抗性を基盤として，耐糖能異常，高血圧，高トリグリセリド（TG）血症，低 HDL コレステロール血症，高インスリン血症が合併しやすく，最終的には虚血性心疾患に至りやすいことを発表しました．

　その後，1991年に DeFronzo[2]らは，このインスリン抵抗性の役割を強調し，インスリン抵抗性を基盤として危険因子が重複する病態を「インスリン抵抗性症候群」と発表しました．

　その一方で Kaplan[3]は，1989年に肥満を基礎病態として危険因子が重複することにより虚血性心疾患に陥る病態を重要視し，耐糖能異常，高トリグリセリド（TG）血症，高血圧，上半身肥満の4つの危険因子を合併する病態を「死の四重奏」として発表しました．このように様々な病態について，混乱を避ける意味で，マルチプルリスクファクター症候群やメタボリックシンドロームと総称されるようになりました．

シンドローム X，インスリン抵抗性症候群，死の四重奏の原因は？

　シンドローム X，インスリン抵抗性症候群，死の四重奏の原因には，加齢や遺伝的な要因が関係することもありますが，特に運動不足，不適切な食生活，喫煙，ストレスなどが深く

表　シンドローム X，インスリン抵抗性症候群，死の四重奏の危険因子

シンドローム X	死の四重奏	インスリン抵抗性症候群
インスリン抵抗性		高インスリン血症
高インスリン血症		インスリン依存性糖尿病
耐糖能異常	耐糖能異常	脂質代謝異常
高 TG 血症	高 TG 血症	
低 HDL コレステロール血症		
高血圧	高血圧	高血圧
	上半身肥満	肥満
		動脈硬化性疾患

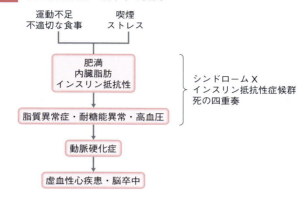

図　虚血性心疾患・脳卒中の要因

関係しています【図】．すなわち，不規則な生活習慣を続けることで，肥満，高血圧，糖尿病，脂質異常症が発症します．そして，肥満，高血圧，糖尿病，脂質異常症を長年放置しておくと，自覚症状がないままに徐々に動脈硬化が進行し，これらの動脈硬化性疾患の危険因子が重複することで，虚血性心疾患や脳卒中を発症し，寿命を縮めてしまいます．

虚血性心疾患や脳卒中を予防するためには，動脈硬化性疾患の因子となる高血圧，糖尿病，脂質異常症などを予防または改善させる必要があります．すなわち，規則正しい食生活や運動習慣を身につける必要があります．

引用文献

1) Reaven GM : Role of insulin resistance in human disease. *Diabetes*, **37** : 1595-1607, 1988.
2) DeFronzo RA, et al : Insulin resistance : A multifaceted syndrome responsible for NIDDM, obesity, hypertension, dyslipidemia, and atherosclerotic cardiovascular disease. *Diabetes Care*, **14** : 173-194, 1991.
3) Kaplan NM : The deadly quartet : Upper-body obesity, glucose intolerance, hypertriglyceridemia, and hypertension. *Arch Intern Med*, **149** : 1514-1520, 1989.

森本信三　白浜はまゆう病院南紀白浜温泉リハビリテーションセンター

運動不足，不適切な食生活，喫煙，ストレスなどの生活習慣の乱れが，動脈硬化症の危険因子となるシンドロームＸ，インスリン抵抗性症候群，死の四重奏を発症し，これを長年放置しておくと虚血性心疾患や脳卒中を発症してしまい，寿命を縮めてしまうことになります．

Q17 運動による糖取り込み亢進の分子メカニズムを簡単に教えてください

　運動は血糖値の降下作用をもちますが，そのメカニズムとして，運動による骨格筋での糖取り込みの増加が重要です．1回の運動により血糖値が低下することを急性効果と言い，運動の継続によりインスリン抵抗性が改善し，運動をしていないときでも血糖が改善する慢性効果とに分けられます．慢性効果については，脂肪筋の改善がそのメカニズムの一部となっていると推測されます（Q12参照）．ここでは，主に急性効果について説明したいと思います．

　骨格筋での糖取り込みは，主に糖輸送担体である糖輸送担体4（glucose transporter 4：GLUT 4）によって行われています．これはインスリン依存性，インスリン非依存性による2つの機序により活性化し【図】，それぞれインスリンや筋収縮に反応してGLUT 4が細胞質から細胞表面にトランスロケーション（移動）し糖取り込みが促進されます．インスリンによるGLUT 4のトランスロケーションは，IR（insulin receptor）-IRS1（insulin receptor substrate）-PI3 K（phosphoinositide 3-kinase）経路，そして，さらに下流のシグナル伝達で生じます．一方，筋収縮によるGLUT 4のトランスロケーションは，インスリンシグナルとは独立した活性化メカニズムがあり，その経路が運動の急性効果に大きく貢献していると考えられます．たとえば，糖尿病患者において，単回の運動が血糖値を低下させることを臨床上よく経験します．健常者でも同様の結果が示されており，このような運動の急性効果は，筋収縮によるAMPK（AMP-activated protein kinase）の活性化とCa^{2+}の放出が重要と考えられています．

　AMPKとは細胞内のエネルギーセンサーとなり，その状態に応じて糖・脂質代謝などを調節するセリン・スレオニンキナーゼというリン酸化酵素です．AMPKはα，β，γのサブユニットからなり，AMPKの酵素活性は，αサブユニットの172番スレオニンのリン酸化，脱リン酸化，βサブユニットへのグリコーゲン結合，γサブユニットへのAMP結合により制御されていると考えられています．つまり，細胞の中のエネルギー状態によりその活性が変わるのです．具体的には，運動によりATPが消費され，AMPが蓄積しAMP：ATP比が上昇すると，γサブユニットに結合したATPがAMPに置換され，αサブユニットの172番スレオニンのリン酸基が脱リン酸化酵素であるPP2 Cにより脱リン酸化を受けなくなるため，運動で活性化されるリン酸化酵素のCaMKK，LKB1による172番スレオニンのリン酸化が増加し，AMPKが活性化されると考えられています．また，βサブユニットにグリコーゲンが結合することによりAMPK活性は抑制されていますが，運動によりグリコーゲンが消費され，その結合が低下することによりAMPKが活性化されます．詳細は明らかとなっていませんが，活性化したAMPKや筋収縮により放出されたCa^{2+}によりAS（Akt substrate）160やTBC1D1を介しGLUT 4のトランスロケーションを引き起こし骨格筋における糖取り込みを促進する機序が考えられています．

図　骨格筋におけるGLUT 4のトランスロケーション

(文献1より一部改変)

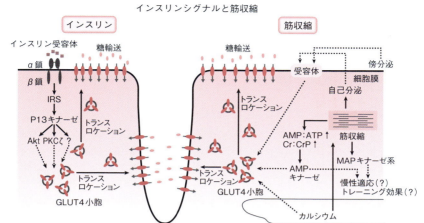

参考文献
1) Hayashi T, et al : Exercise regulation of skeletal muscle glucose transport. *Am J Physiol*, **273**(Endocrinol Metab 36) : E1039–E1051, 1997.
2) Richter EA, et al : AMPK and the biochemistry of exercise : implications for human health and disease. *Biochem J*, **418** : 261-275, 2009.

田村好史　順天堂大学大学院医学研究科代謝内分泌内科学・スポートロジーセンター

運動はインスリンシグナルとは独立して骨格筋糖取り込みを増加させる作用があり，そのメカニズムの一つとしてAMPKの活性化が重要です．

Q18 インクレチン作用について教えてください

インクレチンとは

　インクレチンとは，食物摂取により消化管から分泌され，インスリン分泌促進に働くホルモンの総称です．栄養素の吸収に伴い消化管から分泌されて膵β細胞に作用し，インスリン分泌を促進します【図1】．そのため，グルコースを経静脈的に投与した場合に比較して，経口投与では，はるかに高いインスリン分泌が得られます．インクレチンは，食後インスリン分泌の50％以上を担っています[1]．

　インクレチンとしては，現在2つの消化管ホルモンglucagon-like peptide-1（GLP-1）とGIP（gastric inhibitory polypeptideまたはglucose-dependent insulinotropic polypeptide）が知られています．血糖降下作用は，GLP-1のほうがGIPよりも強力です．

GLP-1の作用について

【膵島作用】
　上述の通り，GLP-1は膵β細胞膜上に存在する受容体に結合し，グルコース濃度依存性にインスリン分泌増強作用が惹起されます．また，グルカゴン分泌抑制作用もあります．

【膵外作用】
　GLP-1受容体の発現部位は，膵島細胞だけでなく，中枢・末梢神経系，心臓，消化管など多くの臓器に存在し，多様な作用を有していることが報告されています【図2】[2]．

①中枢・末梢神経系
　GLP-1受容体が，食欲を司る中枢である視床下部に存在することが報告されています．

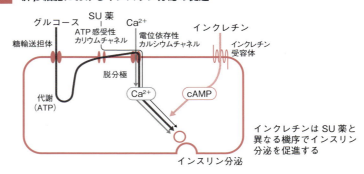

図1　膵β細胞におけるインスリン分泌の促進

インクレチンはSU薬と異なる機序でインスリン分泌を促進する

図2　GLP-1の多彩な作用

（文献2より一部改変）

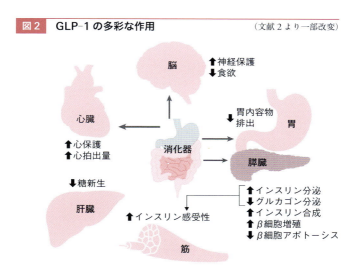

②消化管

GLP-1の静脈投与により，用量依存性に胃排泄遅延がみられることなどから，摂食後の胃排泄遅延の機序として，GLP-1が関わっていることが示唆されます[3]．

③心血管系

動物を用いた実験で，GLP-1の心血管系への保護的作用が複数報告されており，ヒトの心臓に対する保護作用も報告されています．

④骨格筋・脂肪・肝臓

GLP-1は肝糖新生の抑制や脂肪・筋組織における糖取り込みの促進作用を有することも知られています．ただ，その機序はいまだ解明されていません．

参考文献

1) Nauck MA, et al : Incretin effects of increasing glucose loads in man calculated from venous insulin and C-peptide responses. *J Clin Endocrinol Metab*, **63** : 492-498, 1986.
2) Drucker DJ, et al : The incretin system: glucagon-like peptide-1 receptor agonists and dipeptidyl peptidase-4 inhibitors in type 2 diabetes. *Lancet*, **368** :1696-1705, 2006.
3) Nauck MA, et al : Glucagon-like peptide 1 inhibition of gastric emptying outweighs its insulinotropic effects in healthy humans. *Am J Physiol*, **273** : E981-988, 1997.

鈴木瑠璃子　順天堂大学大学院医学研究科代謝内分泌内科学

A

インクレチンは，食物摂取により消化管から分泌されて膵β細胞に作用し，インスリン分泌を促進します．膵外作用として，中枢神経系や胃に作用して，食欲や胃運動を抑制する作用，心血管系の保護作用も報告されています．

II. 糖尿病の治療

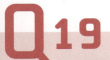

血糖コントロール指標の使い分け方を教えてください

いろいろある血糖コントロール指標

　血糖コントロール指標においては，血液検査として血糖値（早朝空腹時，随時），グリコヘモグロビン（HbA1c），グリコアルブミン（GA），1,5-アンヒドログルシトール（1,5-AG），尿検査として尿糖があります．これらの検査値は糖尿病の判定基準，血糖コントロールの指標に用いられます【図1】．尿糖は個人差が大きく糖尿病の判定基準などには使用されません．

【HbA1c（ヘモグロビン A1c）】

　ヘモグロビンは赤血球中にあって酸素を運ぶ役目を果たしており，そのヘモグロビンにブドウ糖が非酵素的糖化反応により結合したものを測定したものです．採血時から過去1〜2カ月間の平均血糖値を反映して変動します．

【GA（グリコアルブミン）】

　血液中に含まれるアルブミンが糖化されたものです．採血時から過去約2週間の平均血糖値を反映して変動します．比較的短期の指標（治療効果の確認など）に有用です．

【1,5-アンヒドログルシトール（1,5-AG）】

　グルコースと似た生体内に一定存在するポリオールです．糖代謝の急激な変化を反映して変動し，尿糖の排泄量が増えると，1,5-AG の腎臓での再吸収が阻害され尿中に流出します．

運動と関係する血糖コントロール指標

　糖尿病の血糖コントロールの指標として上記の各検査が広く使用されていますが，最近で

図1　血糖コントロール指標

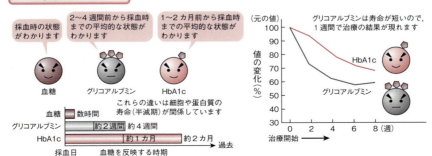

図2 運動による MAGE の改善 （筆者の自験例より作成 -CGM 使用）

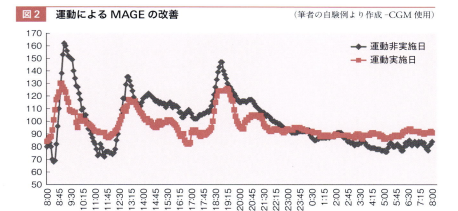

は食後高血糖が空腹時血糖および HbA1c と独立して，糖尿病の慢性合併症，特に動脈硬化による大血管障害の発症・進展に関与していることが明らかになり，食後高血糖が注目されています．持続的高血糖よりも平均血糖変動幅や食後高血糖のほうが，酸化ストレスへの影響が大きい[1]とされ，血糖変動そのものが重要視されてきています．運動療法においても「糖尿病治療ガイド 2014-2015」では食後1時間での運動実施が望ましいとされる等，運動と血糖値に関する報告が増えています．血糖変動の指標として平均血糖変動幅 (MAGE)[2] が使用されています．MAGE は年齢，罹病期間に次いで糖尿病患者における頸動脈内膜中膜肥厚度と高い相関を示します[3]．運動により血糖値が改善することは知られていますが，血糖変動幅も改善します【図2】．運動中は筋肉中や肝臓に貯蔵されているグリコーゲンも分解されて利用され，運動終了後には血糖を利用し消耗したグリコーゲンを再び貯蔵（約1〜3日）するとされ，このグリコーゲンの再貯蔵に血糖が利用されるため，数日間は血糖の上昇が抑制される（キャリーオーバー効果）[4] ことによるものです．

参考文献
1) 粟田卓也：2型糖尿病の血糖日内変動とは？ 肥満と糖尿病，**9**：239-242, 2010.
2) Monnier L, et al : Activation of oxidative stress by acute glucose fluctuations compared with sustained chron hyperglycemia in patients with type 2 diabetes. *JAMA*, **295**：1681-1687, 2006.
3) Service FJ, et al : Mean Amplitude of Glycemic Excursions, a Measure of Diabetic Instability. *Diabetes*, **19**：644-655, 1970.
4) 久保田 稔：運動の急性血糖低下作用のキャリーオーバー．プラクティス，**15**：250-251, 1998.

溝口 桂　周東総合病院 リハビリテーション科

A 各検査値によって把握できる時期が異なるので，血糖値（早朝空腹時，随時），グリコヘモグロビン（HbA1c），グリコアルブミン（GA），1.5-アンヒドログルシトール（1.5-AG）などにより血糖コントロール状態を把握します．

Q20 血糖コントロール目標値はどのように定められたのですか？

糖尿病治療の目標の一つは合併症の予防です．合併症予防の糖尿病治療の目標値は，日本糖尿病学会熊本宣言で出された HbA1c で 7% 未満を目指すことが一つの指標になっていますが，この値が目標値とされるにあたり，幾つかの研究により得られた結果が根拠とされています．ここでは，代表的な研究について紹介します．

DCCT（Diabetes Control and Complications Trial）

DCCT では，1 型糖尿病患者に対してインスリンを頻回に注射することにより，血糖コントロールを厳しくすれば細小血管合併症の発症および進展が予防できるかどうかが検証されました．対象となった患者は 1,441 名の 1 型糖尿病で，介入はランダムに 2 群に分けられ，従来療法群では一日に中間型インスリンを 1 回または 2 回注射しました．強化療法群では，1 日 3 回以上のインスリン注射が行われ，速効型インスリンを毎食前に注射し，就寝前に中間型インスリンの注射がなされました．または一部の患者では，持続皮下インスリン注入（CSII）による治療が行われました（平均観察期間 6.5 年）．その結果，HbA1c は強化群（〜7%）で従来群（〜9%）に比べて低くコントロールされました．網膜症の発症進展は一次予防で 76%，二次予防で 54% 抑制されることが示されました．同様に，強化療法群では微量アルブミン尿の新規発症リスクを 34% 低下させ，腎症の進行についても予防効果を認めました．DCCT では細小血管障害を予防しうる血糖コントロールの閾値として HbA1c 6.5% 未満（NGSP）が示されました．

熊本スタディとは

熊本スタディでは，2 型糖尿病患者に対して血糖コントロールを厳しくすることにより，細小血管合併症の発症および進展が予防できるかどうかが検証されました．基本的には DCCT と同様の検討が 2 型糖尿病でなされたのが熊本スタディです．対象は，インスリン加療されていた 110 例の 2 型糖尿病患者です．患者をランダムに従来インスリン療法群と強化インスリン療法群に分け，DCCT と同様に従来群では 1 日に中間型インスリンを 1 回または 2 回注射しました．強化群では 1 日 3 回以上のインスリン注射が行われ，速効型インスリンを毎食前に注射し，就寝前に中間型インスリンの注射がなされました．6 年間の追跡期間中に，HbA1c は強化群（7.1%）で従来群（9.4%）に比べて低くコントロールされました．その結果，糖尿病網膜症，糖尿病腎症の進展は一次予防群，二次介入群ともに強化群で抑制されました（網膜症：7.7 vs. 32.0%，19.2 vs. 44.0%，腎症：7.7 vs. 28.0%，11.5 vs.

II — 糖尿病の治療

図　血糖コントロール目標（2013年6月1日以降）　（日本糖尿病学会プレスリリース）

目標	血糖正常化を 目指す際の目標 注1)	合併症予防 のための目標 注2)	治療強化が 困難な際の目標 注3)
HbA1c(%)	6.0 未満	7.0 未満	8.0 未満

コントロール目標値 注4)

治療目標は年齢，罹病期間，臓器障害，低血糖の危険性，サポート体制などを考慮して個別に設定する．

注1）適切な食事療法や運動療法だけで達成可能な場合，または薬物療法中でも低血糖などの副作用なく達成可能な場合の目標とする．
注2）合併症予防の観点からHbA1cの目標値を7%未満とする．対応する血糖値としては，空腹時血糖値130mg/dL未満，食後2時間血糖値180mg/dL未満をおおよその目安とする．
注3）低血糖などの副作用，その他の理由で治療の強化が難しい場合の目標とする．
注4）いずれも成人に対しての目標値であり，また妊娠例は除くものとする．

32.0%）．その時に，細小血管障害を予防可能なHbA1c値は6.9％未満（NGSP）が閾値として示されました．これらの結果，強化インスリン療法は，細小血管障害の新規発症や進展の抑制に従来療法に比べて有効であることが示されました．

現在の血糖コントロールの目標値

これらのエビデンスのほか，UKPDS（United Kingdom Prospective Diabetes Study）では，HbA1c 6%程度までは（NGSP）細小血管症・大血管症ともに発症リスクの低下が示されています．最終的には，血糖コントロールの目標は年齢，罹病期間，合併症の程度，低血糖リスクなどを鑑みて個別に設定するべきと考えられ，現在は熊本スタディが血糖コントロールの目安として提唱されています【図】．2016年度には高齢者に対する指標も提示される予定です．

参考文献
1) The Diabetes Control and Complications Trial Research Group : The effect of intensive treatment of diabetes on the development and progression of long-term complications in insulin-dependent diabetes mellitus. *N Eng Med*, **329** : 977-986, 1993.
2) Ohkubo Y, et al : Intensive insulin therapy prevents the progression of diabetic microvascular complications in Japanese patients with non-insulin- dependent diabetes mellitus : a randomized prospective 6-year study. *Diabetes Res Clin Pract*, **28** : 103-117, 1995.

田村好史　順天堂大学大学院医学研究科代謝内分泌内科学・スポートロジーセンター

血糖コントロールの目標値はエビデンスを元にして合併症を予防しうる大よその閾値により定められていますが，今後はより個別性のある目標設定が必要になると考えられます．

Q21 インスリン療法のやり方を教えてください

インスリン療法を行ううえで，理解しておかなくてはならないのは，ヒトの糖のながれとインスリン分泌動態，またインスリン製剤の種類とその作用時間です．ヒトの糖のながれとインスリン分泌動態は Q14，Q8 を参照してください．

インスリン製剤は大きく，超速効型，速効型，混合型（二相性），中間型，持効型の5種類に分けられ，その作用時間を利用し，患者さんにあったインスリン療法を選択します．通常，インスリンの投与経路は皮下注射ですが，静脈内に投与した際はただちに効果を発現し，10分程度で消失します．皮下に投与されたインスリンは，血中に移行しその作用を発現しますが，血中に移行した後は，ほとんどどのインスリン製剤でも作用は同じと考えられ，作用時間の違いは皮下から血中への移行時間に依存しています．

強化インスリン療法

強化インスリン療法は生理的なインスリン分泌を再現するために，血糖測定器を用いて血糖を測定し，自らの血糖の変動を把握し，あらかじめ決められた量の範囲で，食事内容や運動内容などによってインスリン量を調節して血糖コントロールを図る方法です．強化インスリン療法には，頻回インスリン注射と持続皮下インスリン注入療法（CSII）（Q22 を参照）があります．頻回インスリン注射とは，インスリン基礎分泌として中間型または持効型インスリン製剤の1日1～2回注射と，インスリン追加分泌として超速効型または速効型インスリン製剤の1日3回注射（毎食前）を組み合わせ，1日3回以上注射する方法です【図】[1]．原則的に，持効型インスリン製剤1日1回と，超速効型インスリン製剤1日3回の計4回注射が行われています．強化インスリン療法を用いて，健常者と同様のインスリン分泌を模倣することで，膵臓からのインスリン分泌能の回復やさらなる分泌能の低下を予防する効果があります．また，強化インスリン療法によって，血糖を十分にコントロールすることにより糖尿病の合併症の発症予防や進展予防できることが示されています[2,3]．

BOT（basal supported oral therapy）

強化インスリン療法は，様々な大規模臨床研究で細小血管合併症の予防効果が立証された gold standard ですが，患者背景を考慮した適切なインスリン療法を選択することも重要です．たとえば，強化インスリン療法は，家族のサポートが期待できない認知機能障害のある高齢者への導入は難しいです．このような背景から，最小限のインスリン注射回数で血糖改善効果が期待でき，なおかつ低血糖のリスクが少ない方法として，BOT が行われています．BOT とは，経口血糖降下薬を継続したまま，持効型インスリン製剤を追加した方法です．

II―糖尿病の治療

| 図 | 頻回インスリン注射 (文献1より引用)

インスリンの注射の例

1. 速効型または超速効型インスリンを毎食前3回，就寝前に中間型または速効型溶解インスリンを注射（強化インスリン療法の1例）

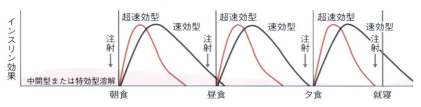

持効型インスリン製剤は効果が約24時間（またはそれ以上）持続するため，通常は1日1回投与でよく，注射時刻は何時でもかまいません．都合の良い時間を患者さんが選択することが可能です．そのため，高齢者に限らず，インスリンの導入方法としても多く行われており，2012年のアメリカ糖尿病学会/ヨーロッパ糖尿病学会（ADA/EASD）のstatementでは血糖コントロールが不十分な場合，BOTでインスリンを導入し，必要に応じて段階的に治療を強化していくことを推奨しています[4]．

以上，2つのインスリン療法のやり方を示しましたが，その他にも混合型（二相性）インスリン製剤の朝・夕2回投与など様々なインスリン製剤を組み合わせたインスリン療法のやり方があります．重要なことは，使用しているインスリン製剤の種類と作用時間などをしっかりと認識しておくことです．

文献

1) 日本糖尿病学会編・著：糖尿病治療ガイド 2014-2015，文光堂，2014，p62．
2) The effect of intensive treatment of diabetes on the development and progression of long-term complications in insulin-dependent diabetes mellitus. The Diabetes Control and Complications Trial Research Group. *N Engl J Med*, 329：977-986, 1993.
3) Ohkubo Y, et al：Intensive insulin therapy prevents the progression of diabetic microvascular complications in Japanese patients with non-insulin-dependent diabetes mellitus：a randomized prospective 6-year study. *Diabetes Res Clin Pract*, 28：103-117, 1995.
4) Inzucchi SE, et al：Management of hyperglycemia in type 2 diabetes, 2015：a patient-centered approach：update to a position statement of the American Diabetes Association and the European Association for the Study of Diabetes. *Diabetes Care*, 38：140-149, 2015.

加賀英義　順天堂大学大学院医学研究科代謝内分泌内科学

A インスリン療法は，ヒトの糖の流れとインスリン分泌動態に合わせた強化療法が合併症の発症や進展予防に効果的であることが示されています．しかし，患者背景に合わせたBOTなどのインスリン療法も多く行われています．

Q22 CGM, インスリンポンプ, SAP とは何ですか？

Continuous Glucose Monitoring（CGM：皮下持続グルコース測定）

CGM は，皮下組織に穿刺したセンサーによって，間質液中のグルコース濃度を連続して測定しています（10秒ごとに測定し，5分ごとの平均値を記録する）．しかし，この測定値は血糖値とは完全に一致しません．そのため CGM の数値は通常血糖自己測定器で測定した血糖値とは乖離が生じます．そこで，この乖離をできるだけ小さくするために，血糖自己測定（SMBG）を1日に1〜4回行い（機器により異なる），その値を入力して補正を行わなければなりません．この補正を行うことで CGM の測定値は血糖値に近似した値を連続して示すことが可能となります．

インスリンポンプとは

CSII（Continuous Subcutaneous Insulin Infusion：持続皮下インスリン注入）療法とは，体外に装着した携帯型インスリン注入ポンプを用いてインスリンを皮下に持続的に注入する治療法です【図1】．ポンプ内にインスリンの注入速度をあらかじめプログラムすることで，生理的なインスリン分泌に近似して，時間帯ごとに基礎注入量を自動的に変えることができます．また，食事ごとの追加インスリン注入についても，ボタン操作のみで簡単に行うことができます．ポンプ内のインスリンの入れ替え，針の刺し替えは3日に1回であり，毎食ごとにペンでインスリンを注射する場合に比べ，侵襲は減ります．

SAP（Sensor Augmented Pump）とは

SAP療法とは，CSII とリアルタイムにグルコース濃度が表示される CGM を同時に行う

図1 使用可能なインスリン注入ポンプ

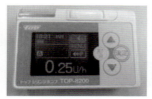

トップシリンジポンプ TOP-8200
（株式会社トップ）

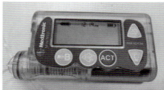

パラダイムインスリンポンプ 722
（日本メドトロニック社）

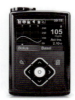

ミニメド６２０Ｇ
（日本メドトロニック社）

図2　SAP（Sensor Augmented Pump）

〈SAP〉　　　　　　　　　　　　　〈CGM〉

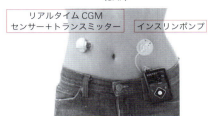

リアルタイムCGM
センサー＋トランスミッター　　インスリンポンプ

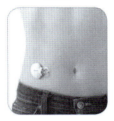

iPro2 Professional CGM
・後から振り返って血糖変動を確認する
・装着中に患者自身が血糖変化を把握することができない

治療法です【図2】．わが国では，2015年2月よりミニメド620Gが発売され，導入が可能となりました．インスリンポンプ上にはトランスミッターから送信されるグルコース濃度が数値とグラフでリアルタイムに表示されます．また高血糖，低血糖のアラートを予めポンプに入力しておくことで，事前に予防することも可能となり，無自覚低血糖，夜間低血糖の不安がある人には有用と考えられます．

しかし，CGMの項でも述べましたが，センサーグルコース濃度＝血糖値ではありません．急激な高血糖や低血糖といった血糖値が大きく変化する場合には，CGMの数値はSMBGの血糖値より遅れたものになります．そのためセンサーグルコース濃度が高血糖，低血糖を示した際には，必ずSMBGを行い，血糖値の確認が必要であり，その値に応じてブドウ糖や補食を摂る，あるいはボーラスインスリンを追加するなどの処置を行わなければなりません．

参考文献
1) 日本メドトロニック社：www.medtronic.co.jp/your-health/diabetes/
2) TOP：www.top-tokyo.co.jp/medical/pdf/7290_1.pdf

池田富貴　順天堂大学大学院医学研究科代謝内分泌内科学

A　CMGとは，皮下に穿刺したセンサーによって持続的に皮下のグルコース値を測定すること．CSIIとは，小型インスリン注入ポンプを用いて，インスリンを持続的に注入すること．SAPとは，CGMとCSIIが組み合わさった機器のことを指します．

Q23 高齢者のインスリン・薬物療法の考え方を教えてください

高齢者糖尿病の特徴および治療目標

　最近, 高齢糖尿病患者の全糖尿病患者に占める割合, およびその患者数は増加の一途を辿っています. 高齢糖尿病患者では, 血糖およびインスリン反応, そして血管合併症などの病態に多くの特徴がみられます. さらに患者の精神的背景, 社会的条件の違いによる個人差が非常に大きいものです. それぞれに適切な食事療法の選択, 薬物療法での薬剤の種類や量, 投与時間の決定, 低血糖対策が望まれます. なお, 治療効率を高く維持するために, 医療従事者は密接な連携を保ち, それぞれが専門性をいかしたチームアプローチを行い, 糖尿病療養指導の向上をめざすことが大切です.

　治療目標として,「高齢者糖尿病の血糖コントロール目標（HbA1c値）」が新規に作成されました【表】[1]. その基本的な考え方は, ①血糖コントロール目標は患者の特徴や健康状態：年齢, 認知機能, 身体機能, 併発疾患, 重症低血糖のリスク, 余命などを考慮して個別に設定すること, ②重症低血糖が危惧される場合は, 目標下限値を設定し, より安全な治療を行うこと, ③高齢者ではこれらの目標値や目標下限値を参考にしながらも患者中心の個別性を重視した治療を行う観点から, 表に示す目標値を下回る設定や上回る設定を柔軟に行うことを可能としたこと, です. さらにこの血糖管理に加えて, 肥満, 高血圧, 脂質異常症の正常化が求められます.

高齢者糖尿病のインスリン・薬物療法

　高齢糖尿病患者において食事療法および運動療法で血糖コントロールが不十分な場合は,

表　高齢者糖尿病の血糖コントロール目標（HbA1c値）

（文献1より）

患者の特徴・健康状態		カテゴリーⅠ		カテゴリーⅡ	カテゴリーⅢ
		①認知機能正常　かつ　②ADL自立		①軽度認知障害〜軽度認知症　または　②手段的ADL低下, 基本的ADL自立	①中等度以上の認知症　または　②基本的ADL低下　または　③多くの併存疾患や機能障害
重症低血糖が危惧される薬剤（インスリン製剤, SU薬, グリニド薬など）の使用	なし	7.0%未満		7.0%未満	8.0%未満
	あり	65歳以上75歳未満　7.5%未満（下限6.5%）	75歳以上　8.0%未満（下限7.0%）	8.0%未満（下限7.0%）	8.5%未満（下限7.5%）

| 図 | **高齢糖尿病患者の病態からみた薬物療法** |

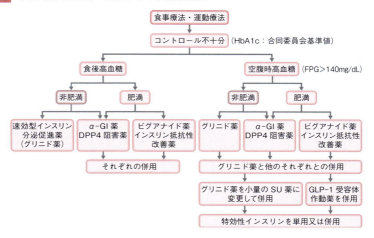

特徴である食後高血糖のみの問題か，またはそれに加えて空腹時高血糖も問題なのか，いずれかを見極め，それぞれに肥満の有無を考慮して経口血糖降下薬またはインスリンを選択します【図】[2]．

　高齢糖尿病患者，なかでも認知症・介護例は，経口血糖降下薬を使用した状態で，血糖コントロールが不良なまま放置されることが少なくありません．しかし早期にインスリン療法を追加することによって，高齢者では血糖改善以外の有用性，すなわちシックデイ時のケトン性昏睡の予防，老年症候群によるADLの改善，そして非肥満例における蛋白・脂質代謝の異化傾向の改善などが期待でき，特に非肥満例で有用と考えられます．さらにインスリンの使用によって家族の協力が得やすくなるのも事実です．一般的にインスリン療法は血糖管理のための最終手段であると考えられていますが，高齢糖尿病患者では，このような血糖管理以外の有用性，すなわちインスリンの多面的な効果を期待して，その適応を考慮することも必要です．

文献
1) 高齢者糖尿病の治療向上のための日本糖尿病学会と日本老年医学会の合同委員会：高齢者糖尿病の血糖コントロール目標について．日本糖尿病学会ホームページ（2016年5月20日）：http://www.jds.or.jp/modules/important/index.php?page=article&storyid=66
2) 小沼富男：高齢者糖尿病の診断と治療の考え方．糖尿病の理学療法（清野　裕・他編），メディカルレビュー社，2015，pp224-230．

小沼富男　順天堂大学医学部附属順天堂江東高齢者医療センター糖尿病内分泌内科

A

高齢者では，糖尿病病態に特徴があり，その個人差が大きくあります．それぞれに適切な薬物療法と低血糖対策が望まれます．インスリン使用時には血糖改善を含めた多面的効果も考慮します．

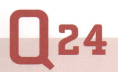

責任インスリンの考え方を教えてください

インスリン療法を開始した後に行うことは，インスリン量の調節です．一度導入したインスリンは漫然と継続するのではなく，良好な血糖コントロールを行うために責任インスリンの考え方に従いインスリン量を調節していきます．ここで重要なのは目標血糖値と責任インスリンの考え方です．

目標血糖値

まず患者さんの状態に合わせて，目標血糖値を定めて，それに応じてインスリン療法の方法やインスリン量の決定を行います．目標血糖値は，患者さんにより様々ですが，最も厳格な血糖管理を求められるのが，妊娠中の血糖値です．糖尿病合併妊娠や妊娠糖尿病（**Q5** 参照）の際には，空腹時血糖 70〜100 mg/dL，食後 2 時間血糖 120 mg/dL 未満を目標とします．また，若年で合併症のない糖尿病患者においても，正常血糖を目標とします．しかし，認知機能の低下した高齢者や悪性腫瘍の患者さんなどは，予後や合併症の程度，QOL などを考慮し目標血糖を設定します．目標血糖が定まったら，1 日の血糖の変動を 1 日 4〜7 回の血糖自己測定（SMBG：Self-Monitoring of Blood Glucose）により確認し，インスリン量を調節していきます．

責任インスリンの考え方

糖尿病の患者さんの血糖は，治療内容，食事，身体活動など様々な要因によって変動します．さらに，インスリン療法中は，注射したインスリン量がその後の血糖値の変動に大きく影響を与えます．そのため，その時測定された血糖値に最も影響を与えるインスリンが存在します．これを「責任インスリン」といいます【図】．たとえば，超速効型または速効型インスリンを毎食前に注射していれば，朝食後〜昼食前の血糖値に対する責任インスリンは朝食前に注射した超速効型または速効型インスリンということになります．インスリン量の調節は，この責任インスリンに着目し，2〜3 日間の血糖値の変動の傾向をみて，現在の血糖値に最も影響を与えるインスリン量の調節を行います．

具体的なインスリン量の調節の方法

実際，責任インスリンの考え方に基づき，インスリン量の調節を行う際は，使用しているインスリンの作用時間が重要となります．超速攻型または速効型インスリンの毎食前 3 回注射の場合は，食前・食後の血糖を測定し，責任インスリン（食前に注射したインスリン）の量

| 図 | 責任インスリンに基づくインスリン調節

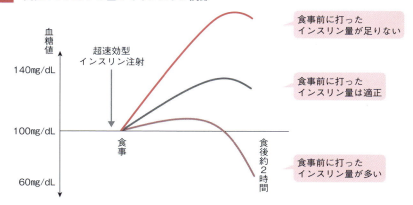

を調整します．しかし，中間型または持効型インスリンを併用している場合は，血糖はその作用も影響するので考慮が必要です．具体的には，朝食前の血糖値など食事と食事の間の時間が長いときは，前の食事の食前のインスリン量が不足し，食後の血糖が高いために，次の食前の血糖が高いのか，中間型または持効型インスリンが不足しているために，次の食前の血糖が高いのか検討が必要になります．このような場合は，頻回のSMBGを行い確認します．

また，インスリン量の調整に際し，Somogyi現象の考慮が必要です．Somogyi現象とは，インスリンの注射量が多く，軽い低血糖となった場合，その自然回復作用として体内での糖新生を行い，必要以上に血糖値が上昇する現象です．具体的には，早朝空腹時に高血糖を認める際は，その責任インスリンと考えられる持効型インスリンなどを増量する前に，深夜に低血糖が起こっていないかを確認する必要があります．

運動やリハビリテーションなどにより，筋肉でエネルギー源としてブドウ糖の取り込みが行われ血糖が低下（運動の急性効果）します．そのような時は，運動前の食事のインスリン量（責任インスリン）を減量することが重要です．

加賀英義　順天堂大学大学院医学研究科代謝内分泌内科学

A 責任インスリンとは，その時測定した血糖値に最も影響を与えたインスリンのことです．目標血糖値を達成できるように，責任インスリンの調整を行います．

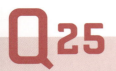

インスリンの単位について教えてください

インスリンの1単位はどのように決まったのか

　医薬品の規格は，「グリメピリド錠1 mg」のように「mg」で重量表記される薬もあれば，インスリンのように「単位」で表記される薬もあります．生物学的力価である「単位」表記は，インスリンの他にヘパリン，血液製剤，ワクチン等の生物由来製品の医薬品で多く用いられます．生物由来製品とは，「人その他の生物（植物を除く）の細胞，組織等に由来する原料又は材料を用いた製品」であり，構造式が明らかで化学合成された医薬品（分子量から重量を算出可能）と比較して，同じ重量でも製造法により効果が異なることがあるため，同等の効果を示す量として生物学的力価「単位」で表現されます．

　1921年のBantingとBestによるインスリンの発見より遡ること30年以上前，膵臓のランゲルハンス島から何らかの抗糖尿病成分が分泌されている可能性は，Szobolevらの実験・観察結果から見出されていましたが，当時は，抗糖尿病成分の抽出技術，また，効果判定のための血糖測定技術が発展しておらず，活性物質を証明できませんでした．インスリン発見当初も，様々な動物の膵臓から抽出・精製が試みられましたが，純度が一定せず，効果も不安定なため，重量では表現できませんでした．ヒトへの臨床試験が始まり，品質の標準化を目指して，ほぼ一定の効果をもつ抽出物の量（1生物学的単位）の基準が定義され，その後の技術進歩により基準も変遷しました【表】．現在では，インスリンの構造式も明らかになり，遺伝子組み換え技術により製造されたヒトインスリン【図】は，『換算した乾燥物に対し，1 mg当たり27.5単位以上を含む』と第17改正日本薬局方で規定されています．最初の国際標準品の1単位（0.125 mg相当）と現在の1単位（0.0364 mg相当）では，重量で約3.4倍もの差があります．

健常人のインスリン分泌量はどのくらいか

　ヒト成人の膵ランゲルハンス島は約1 g程度で，約200単位（8 mg）のインスリンを含有しています．1日に分泌されるインスリンの50%が基礎分泌であり，通常1日当たり18〜32単位（0.7 mg〜1.3 mg）が分泌されると計算されています．残り50%は食事に反応して分泌されるインスリンで，12 gの経口ブドウ糖負荷で平均1.4単位（約50 μg）のインスリンが分泌され，その他にアミノ酸，GIP，GLP-1などのホルモン，迷走神経等によっても分泌されます．インスリンキット製剤（300単位）の2/3本分相当がコンパクトに収まり，経時的に分泌量を調節していると考えると，ヒトのインスリン分泌機構は実に精巧です．

表 インスリンの定義の変遷

年代	定義者	1単位の定義	1mgの力価
1922年	Collipら	絶食させた正常家兎の血糖を1時間から3時間の間に50％（低血糖による痙攣が起こる量）までに下げるのに必要な成分量を『1家兎量』（1生物学的単位）	―
1923年	WHO標準化委員会	24時間絶食させた健康なウサギ（体重約2kg）3匹以上にインスリンを注射し，3分の2以上のウサギの血糖が4時間以内に45mg/dL以下に下がって痙攣を起こす量	―
1924年	WHO生物学的製品標準設置委員会	世界5カ所の施設からインスリン粉末60gを集めて，混合して約100mgに分けて戻し，ウサギ血糖降下法で検定	8.4〜8.8単位
1925年	同上	上記混合物（乾燥粉末）1mgを8単位と定義（最初のインスリン国際標準品）	8単位
1935年	同上	1mg当たりを22単位と定義	22単位
1952年	同上	1mg当たりを24.5単位と定義	24.5単位
1958年	同上	各国各社からインスリンを集め，リリー社に依頼して生成し1,060gの結晶を8か国20カ所で検定し，1mg当たり24単位と定義	24単位
1987年	同上	由来生物ごとに国際標準品を製造　（ブタ・ヒト）（ウシ）	26単位 25.7単位

図　ヒトインスリン（遺伝子組み換え）

GIVEQCCTSI CSLYQLENYC N
FVNQHLCGSH LVEALYLVCG ERGFFYTPKT

$C_{257}H_{383}N_{65}O_{77}S_6$ ：5807.57（分子量）

参考文献
1) 二宮睦雄：インスリン物語，医歯薬出版，2002，pp222-225．
2) マイケル・ブリス著，堀田饒訳：インスリンの発見．朝日新聞社，1993，p202．
3) トルステン・デッカート著，大森安惠，成田あゆみ訳：ハーゲドン情熱の生涯 理想のインスリンを求めて．時空出版，2007，pp114-115，p130．
4) 日本薬剤師会：インスリン製剤に関する調剤事故防止対策の資料（H23.5月版）参考資料3）インスリン製剤の基礎知識．日本薬剤師会HP，2011，p3．
5) 厚生労働省：第十七改正日本薬局方，2016．
6) C・ロナルド・カーン・他：ジョスリン糖尿病学 第2版．メディカル・サイエンス・インターナショナル，2007，p43，pp122-125．

野村恭子　厚木市立病院薬剤科

インスリンの「単位」は，同じ程度の効果を示す量の基準として決められました（生物由来製品は，重量で表現すると，効果が同じにならないことがあります）．

II 糖尿病の治療

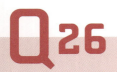

インクレチン関連薬の特徴を教えてください

インクレチン関連薬には，DPP-4阻害薬（経口薬）と，GLP-1受容体作動薬（皮下注射）があります．

DPP-4阻害薬の特徴

DPP-4阻害薬は，DPP-4に結合し，その活性を阻害することによりインクレチンの不活化を抑制させます．現在，9種類のDPP-4阻害薬が使用可能です．HbA1cの低下作用に大きな差異を認めない一方，効果持続時間の関係から1日1回または2回か，週1回（持続性選択的DPP-4阻害薬；トレラグリプチン，オマリグリプチン）服用するものに分かれます．代謝や排泄経路の関係から，腎機能障害を有する患者では減量が必要とされる製剤があります[1]．また肝機能障害を有する患者に対して，禁忌もしくは慎重投与を必要とする製剤もあり，注意が必要です．

単剤で用いた場合には低血糖のリスクは低いですが，SU薬と併用する場合，重症低血糖に注意する必要があります．高齢者や腎機能低下者でSU薬を使用している場合，SU薬使用を慎重に行い，DPP-4阻害薬を追加投与する場合，SU薬の減量が望ましいです．

副作用に関しては，インクレチン関連薬が膵炎や膵癌と関連する可能性があるとの報告がありましたが，現時点では情報が不十分です．しかし，腸閉塞や間質性肺炎が数例報告されており，慎重に投与する必要があります[1]．

GLP-1受容体作動薬の特徴

GLP-1受容体作動薬は，GLP-1受容体に結合し受容体シグナルによりインクレチン作用などなどの生理活性を発揮し，かつDPP-4に対して抵抗性を有する構造が必要です．現在までに，5種類の製剤が使用可能で，作用持続時間から，短時間作用型と長時間作用型に分類されます．

GLP-1受容体作動薬は，DPP-4阻害薬と同様，単独投与では低血糖のリスクは極めて低いですが，SU薬やインスリンと併用する場合には，特に高齢者や腎機能低下者で低血糖の注意が必要です．副作用として，悪心・嘔吐，便秘・下痢などの消化器症状がみられます[2]．

インクレチン関連薬の効果

DPP-4阻害薬に関しては，多くの実臨床の研究結果から血糖低下作用はHbA1c 1%前後であり，血糖降下作用に薬剤間で本質的な差異はないと考えられます．また，アナグリプチ

ンが単球の接着や血管平滑筋細胞増殖を抑制することで，動脈硬化を抑制することも報告されました[3]．DPP-4阻害薬をはじめとしたインクレチン関連薬は，血糖降下作用を超えた，様々な副次的な良い効果ももたらし得る可能性のある薬剤といえます（膵β細胞保護作用，脳保護作用，胃排泄遅延，心保護作用，抗動脈硬化作用，脂肪肝抑制など）．

GLP-1受容体作動薬は，血糖降下作用に加え，体重減少作用を併せもつ初の2型糖尿病治療薬です．わが国では2010年にリラグルチド，エキセナチドが上市され，2013年から持続性エキセナチド，リキシセナチド，2015年からデュラグルチドが使用可能となりました．その作用は血糖，体重の低下だけでなく，認知症予防[4]，脂肪細胞・骨格筋での糖取り込み亢進，抗動脈硬化作用[5]，膵β細胞機能保持[6]など様々です．いずれの薬剤も体重減少効果を有しており，わが国における各薬剤の第Ⅲ相試験からは，試験開始時の患者背景の違いはあるものの，どの薬剤もおおむね1.5～2kgの体重減少効果と，HbA1c 1～1.5%程度の血糖改善効果を有していると考えられています[7-10]．

参考文献

1) 日本糖尿病学会：糖尿病専門医研修ガイドブック　改訂第6版．pp218-219，診断と治療社，2014．
2) 日本糖尿病学会：糖尿病専門医研修ガイドブック　改訂第6版．pp254-259，診断と治療社，2014．
3) Ervinna N, et al : Anagliptin, DPP-4 inhibitor, suppresses proliferation of vascular smooth muscles and monocyte inflammatory reaction and attenuates atherosclerosis in male apoE-deficient mice. *Endocrinology*, 154 : 1260-1270, 2013.
4) Perry T, et al : Glucagon-like peptide-1 decreases endogenous amyloid-beta peptide (Abeta) levels and protects hippocampal neurons death induced by Abeta and iron. *J Neurosci Rcs*, 72 : 603-612, 2003.
5) Goto H, et al : Exendin-4, a glucagon-like peptide-1 receptor agonist, reduces intimal thickening after vascular injury. *Biochem Biophys Res Commun*, 405 : 79-84, 2011.
6) Shimoda M, et al : The human glucagon-like peptide-1 analogue liraglutide preserves pancreatic beta cells via regulation of cell kinetics and suppression of oxidative and endoplasmic reticulum stress in a mouse model of diabetes. *Diabetologia*, 54 : 1098-1108, 2011.
7) Seino Y, et al : Efficacy and safety of the once-daily human GLP-1 analogue, liraglutide, vs glibenclamide monotherapy in Japanese patients with type 2 diabetes. *Curr Med Res Opin*, 26 : 1013-1022, 2010.
8) Kadowaki T, et al : Improved glycemic control and reduced bodyweight with exenatide : A double-blind, randomized, phase 3 study in Japanese patients with suboptimally controlled type 2 diabetes over 24 weeks. *Diabetes Investig*, 2 : 10-217, 2011.
9) Inagaki N, et al : Long-term safety and efficacy of exenatide twice daily in Japanese patients with suboptimally controlled type 2 diabetes. *J Diabetes Investig*, 2 : 448-456, 2011.
10) Seino Y, et al : Randomized, double-blind, placebo-controlled trial of the once-daily GLP-1 receptor agonist lixisenatide in Asian patients with type 2 diabetes insufficiently controlled on basal insulin with or without a sulfonylurea (GetGoal-L-Asia). *Diabetes Obes Metab*, 14 : 910-917, 2012.

鈴木瑠璃子　順天堂大学大学院医学研究科代謝内分泌内科学

単剤投与であれば，低血糖の危険性が少なく，より積極的な2型糖尿病患者の治療につながる可能性が高くなります．特に高齢者や腎機能低下患者にSU薬やインスリンと併用する場合には低血糖に対する注意が必要です．

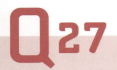

SGLT2阻害薬の特徴を教えてください

　グルコースは，ほとんどの細胞がエネルギー基質とする必須の栄養素ですが，細胞に取り込まれるためには膜タンパク質である輸送体を必要とします．SGLTは主に小腸や腎などの吸収上皮に存在し，管腔内のグルコースの上皮細胞層を介する吸収を担っています[1,2]．

　SGLT2は近位曲尿細管に存在し，最大限にグルコースを取り込める位置に存在しています．SGLT1は近位直尿細管に存在します．SGLT2が約90％，SGLT1は約10％の取り込みを担うため，正常血糖において糸球体で濾過される180g/日のグルコースのうち，SGLT2が160g，SGLT1が20gを取り込むことになります【図A】[3]．

　SGLT2阻害薬によってSGLT2を完全に阻害してもSGLT1が100％稼働することによって120gのグルコースが再吸収されるため【図B】[3]，正常血糖ではSGLT2を完全に阻害しても，180gからSGLT1によって再吸収される120gを差し引いた60gが尿中に排泄されることになります．そのためSGLT2阻害薬を内服することにより1日約300～400kcal分のエネルギーが体外に排出されます．その結果として，血糖値の改善のみならず体重減少が認められ，インスリン抵抗性の改善が期待されます[4]．その他にも血圧低下作用[5]や脂質の改善が認められており[6,7]，血清尿酸値も低下すると考えられています[4]．

　さらに2015年心血管イベントのリスクが高い2型糖尿病患者において，標準治療へのempagliflozinの追加は心血管疾患による死亡，心血管イベント，および全死亡の発症率を低下させるという大変興味深い結果が発表されました[8]．

図　SGLT2とSGLT1のグルコース取り込み能の違い　　　　（文献3より引用）

文献

1) Mueckler M, et al : The SLC2（GLUT）family of membrane transporters. *Mol Aspects Med*, **34** : 121-138, 2013.
2) Wright EM : Glucose transport families SLC5 and SLC50. *Mol Aspects Med*, **34** : 183-196, 2013.
3) Muhammad A, et al : Novel Hypothesis to Explain Why SGLT2 Inhibitors Inhibit Only 30-50% of Filtered Glucose Load in Humans. *Diabetes*, **62** : 3324-3328, 2013.
4) Bolinder J, et al : Effects of dapagliflozin on body weight, total fat mass, and regional adipose tissue distribution in patients with type 2 diabetes mellitus with inadequate glycemic control on metformin. *J clin Endocrinol Metab*, **97** : 1020-1031, 2012.
5) Ferrannini E, et al : SGLT2 inhibition in diabetes mellitus: rationale and clinical prospects. *Nature Rev Endocrinol*, **8** : 495-502, 2012.
6) Riser Taylor, et al :The clinical efficacy and safety of sodium glucose cotransporter-2 inhibitors in adults with type 2 diabetes mellitus. *Pharmacotherapy*, **33** : 984-999, 2013.
7) Bolinder J, et al :Efficacy and safety of sodium glucose co-transport-2 inhibitors in type 2 diabetes: a meta-analysis of randomized clinical trials. *Diabetes Obes Metab*, **16** : 457-466, 2014.
8) Zinman B, et al : EMPA-REG OUTCOME Investigators: Empagliflozin, Cardiovascular Outcomes, and Mortality in Type 2 Diabetes. *N Engl J Med*, **373** : 2117-2128, 2015.

古川康彦　順天堂大学医学部附属静岡病院糖尿病・内分泌内科

A SGLT2阻害薬内服により血糖改善・体重減少だけでなく，血圧降下や脂質代謝および高尿酸値の改善，さらには心血管イベントのリスクの低下も期待される．

Q28 低血糖はどんな時に起こりやすいですか，その対処法を教えてください

　低血糖の定義は，血糖値が低いだけで診断するべきではなく，【表1】のような低血糖症状が存在し，なおかつその時の血糖値が60〜70 mg/dL 未満の場合を低血糖症としています[1]．状態としては，一般的に血糖値80 mg/dLを下回るとインスリン分泌抑制が出現し，70 mg/dLを下回ると拮抗ホルモン分泌増加を認め，60 mg/dLを下回ると自律（交感）神経症状，50 mg/dLを下回ると中枢神経症状，40 mg/dLを下回ると傾眠，30 mg/dLを下回ると昏睡，20 mg/dLを下回ると痙攣や脳障害を引き起こすといわれています．

　低血糖がどんな時に起きやすいかは，糖尿病薬による低血糖が代表的です．現在，糖尿病治療薬には経口薬と注射薬があります【表2】[1]．特に，血中のインスリン濃度が大きく高まるスルホニル尿素薬（SU薬），速攻型インスリン分泌促進薬（グリニド薬）と注射薬のインスリン製剤は低血糖のリスクが他の薬剤に比べて高いです．

　では，どんな時に低血糖は起こりやすいでしょうか．臨床上遭遇する原因として，食事量がたまたま少ない時や運動量の多い時に低血糖は生じやすくなります．時に超速攻型インスリンでいつもは大よそ同量の食事，特に炭水化物を摂取するということを前提に投与量が設定されているのがほとんどであり，もし事前に食後に運動することや，食欲が低下して十分食べられない場合には，食直前の超速攻型インスリン量を減量します．ほとんど食べられない場合（シックディ）は医師や医療機関と相談して，使用薬物の減量を相談したほうがよいでしょう．また，腎機能障害や

表1　低血糖に認められる症状

1. 交感神経刺激症状
発汗，不安，頻脈，手指振戦，顔面蒼白
2. 中枢神経症状
頭痛，目のかすみ，空腹感，眠気，異常行動，痙攣，昏睡

表2　糖尿病治療薬

作用特性／薬剤名	SU薬	グリニド系薬	DPP-4阻害薬	ピオグリタゾン	メトホルミン	αGI薬	SGLT2阻害薬
作用機序	長時間のインスリン分泌の促進	短時間（1〜5時間）のインスリン分泌の促進	血糖依存性インスリン分泌とグルカゴン分泌抑制	肝臓・骨格筋でのインスリン感受性改善	肝臓での糖新生抑制	小腸での糖質での吸収遅延	腎臓での糖吸収抑制
空腹時血糖改善	+++	+	+〜++	+〜++	+〜++	−	+〜++
食後血糖改善	+	++	+〜++	+	+	+〜++	+〜++
低血糖リスク	+++	+	−〜+	−〜+	−〜+	−	−〜+

肝機能障害等が出現したり，または持病をもっていた場合，薬剤の代謝が遅れたり肝臓からの糖新生が低下し，低血糖の危険性が高まります．

　低血糖，または低血糖を疑う際は躊躇せず，意識がしっかりしている場合はブドウ糖や糖質の摂取を行います．また，αグルコシダーゼ阻害薬（αGI薬）を内服している患者さんは，速やかに吸収されるブドウ糖の摂取が必要です．しかし，意識障害がある場合，経口摂取は困難です．その際はブドウ糖や砂糖を口唇と歯肉の間に塗りつけます．また，患者の家族がグルカゴンをもっていれば，家族に注射をしてもらいます．

　では，症状が回復したらそれで対応終了でよいでしょうか．答えはノーです．たとえ一時的に回復したとしても，薬剤はすぐに効果が消失するわけではありません．特にSU薬やインスリンを使用している患者はブドウ糖の効果が低下すると低血糖が再度出現する可能性があります．低血糖の対応と同時に，スナックや食事の摂取も促しましょう．意識障害を伴った場合は，他疾患を除外する意味でも，対応後はかかりつけ医療機関の受診を勧めます．

　糖尿病神経障害がなければ，基本的に交感（自律）神経症状の後，中枢神経症状が出現します．しかし，無自覚低血糖，つまり糖尿病神経障害を合併されている患者では自律神経の低下を認めるため，中枢神経症状がいきなり出現する可能性があります．そのため，低血糖症状としていきなり意識障害が出現するということです．

　血糖値でなくても，もともと血糖推移（HbA1c）が高い人や急激な血糖値の低下においては，たとえ低血糖の数値でなくても低血糖様の症状が出現する可能性があります．他の疾患の可能性も否定できません．まず，できることからやっていただく意味でも，まずはブドウ糖や糖質の摂取等で低血糖時と同様の対応をしてほしいと思います．

　他にも低血糖を起こす可能性のある疾患・病態としては，インスリノーマや膵外性腫瘍（IGF-Ⅱ産－腫瘍を含む）のような腫瘍性疾患，アルコールや肝硬変，肝不全などの糖新生の抑制低下，インスリン拮抗ホルモンの低下（副腎不全など），胃切除後や2型糖尿病の初期に多い反応性低血糖，インスリン自己免疫症候群やインスリン投与によって生じたインスリン抗体による，インスリンに対する抗体に起因する低血糖，詐病および虚偽性障害（Munchhausen症候群）があります．また，まれに，血糖降下薬の含有する健康食品や漢方薬の存在もあり，確認は必要です．

文献

1) 日本糖尿病学会編：糖尿病専門医研修ガイドブック，第6版，診断と治療社，2014．

杉本大介　順天堂大学大学院医学研究科代謝内分泌内科学

A　糖尿病で投薬治療をしている患者さんは，薬の変更，食事量の減少，体調不良，活動量が増えた時等で低血糖になる可能性があります．低血糖を疑ったら，まずブドウ糖を内服させるなど，低血糖の対応をしましょう．その後，かかりつけ医療機関の受診を促し，ブドウ糖の携帯を勧めましょう．

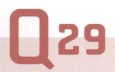

糖尿病治療にどのくらいお金がかかりますか？

糖尿病の医療費（国内の調査・統計）[1,2]

　平成 25 年度の国民医療費は 40 兆 610 億円で，前年度の 39 兆 2,117 億円に比べ 8,493 億円，2.2％の増加という結果になりました．また，人口一人当たりの国民医療費は 31 万 4,700 円，前年度の 30 万 7,500 円に比べ 2.3％増加しています．

　国民医療費の国内総生産（GDP）に対する比率は 8.29％（前年度 8.26％），国民所得（NI）に対する比率は 11.06％（同 11.14％）でした．このうち，糖尿病の医療費は 1 兆 2,076 億円でした．また，年齢別では【表】のような結果になりました．

糖尿病合併症の有無で自己負担額はどれくらい必要？

　糖尿病では，合併症の有無や高血圧，脂質異常症などの有無により，患者一人ひとりの医療費は大きく異なりますが，医療経済研究機構の「政府管掌健康保険における医療費等に関する調査研究報告書」によると，糖尿病患者一人当たりの平均的な医療費は，年間 24.7 万円（平成 15 年度：3 割負担では 7.4 万円＝月額約 6,000 円）と報告されています[2]．

　糖尿病患者の多くが血糖コントロールだけでなく，同時に糖尿病合併症や高血圧，脂質異常症などの合併症の治療を行っていることを考慮すると，糖尿病患者に要する医療費の経済的，社会的損失は大きくなります．

　健康診断を受けた時に血糖値の異常がみつかった人は，「異常なし」の人に比べ，10 年後の医療費が約 1.7 倍かかり，糖尿病合併症のある患者とない患者の医療費を比べると，年間 10 万円以上の差がでてくるといわれています[2]．さらに，糖尿病性腎症が進行し，透析治療になると年間およそ 500 万円の治療費がかかりますが，所得によって患者負担は無料になります．また，所得が高い人でも高額療養費制度などの助成があり，最大でも，負担は月 1 万円といわれています．このように，糖尿病や高血圧になり，糖尿病合併症が重複し，症状が進行すると，働けなくなることで収入が減り，同時に医療費の自己負担額が多くなるこ

II ― 糖尿病の治療

表　年齢別にみた糖尿病の医療費

0〜14 歳	29 億円
15〜44 歳	673 億円
45〜64 歳	3,382 億円
65 歳以上	7,992 億円
70 歳以上	6,236 億円
75 歳以上	4,384 億円

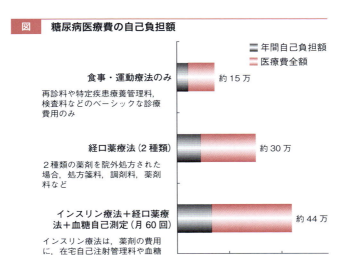

図 糖尿病医療費の自己負担額

とで,家計に大きな損失をもたらすことになります【図】.

他の疾患に比べて人数は多くはないものの,一人当たりの医療費が突出して高いのが,人工透析患者です.保健行政における保健事業では,人工透析の医療費削減を目的に,特定健診受診率・特定保健指導実施率の向上に向けた取り組みや糖尿病性腎症等重症化予防事業を行っています.また,ウォーキングイベントなどの健康増進事業を行ったり,地域独自の健康体操を立案したりして,地域住民の生活習慣改善に向けた取り組みも行っている地域が増えてきています.その結果,糖尿病性腎症等重症化の予防を目的とした事業で新規透析導入者の減少に伴い,医療費削減に貢献している地域が増えてきています.

文献
1) 厚生労働省:平成25年度 国民医療費の概況
2) 糖尿病ネットワーク:http://www.dm-net.co.jp

森本信三　白浜はまゆう病院南紀白浜温泉リハビリテーションセンター

A

糖尿病では,合併症の有無や高血圧,脂質異常症などの有無により,患者一人ひとりの医療費は大きく異なりますが,糖尿病合併症が重複し症状が進行すると,自己負担額が多くなり,家計に大きな損失をもたらすことになります.

Q30 糖質制限食とは何ですか？

糖質とは，炭水化物から食物繊維を除いたものの総称

　私たち人の生命維持や活動に必要な栄養素は，エネルギー源になるもの・身体の血や肉や骨などの材料になるもの・体の調子を整えるものに分けられます．

　そのなかでエネルギー源になる栄養素が，たんぱく質（protein）・脂質・（fat）・炭水化物（carbohydrate）です．特に重要な栄養成分であるため，三大栄養素ともいわれています【図1】．炭水化物には糖質と食物繊維が含まれます【図2】．

図1　三大栄養素（人の生命維持に欠かせないエネルギー源）

たんぱく質
（1g：4kcal
血や肉をつくる）

炭水化物
（1g：4kcal
脳や赤血球，
体のガソリン）

脂質
（1g：9kcal
細胞の膜やホルモン
の材料になる）

三大栄養素
生命維持に欠かせないエネルギー源

図2　炭水化物の分類

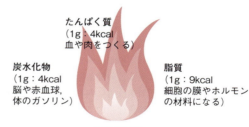

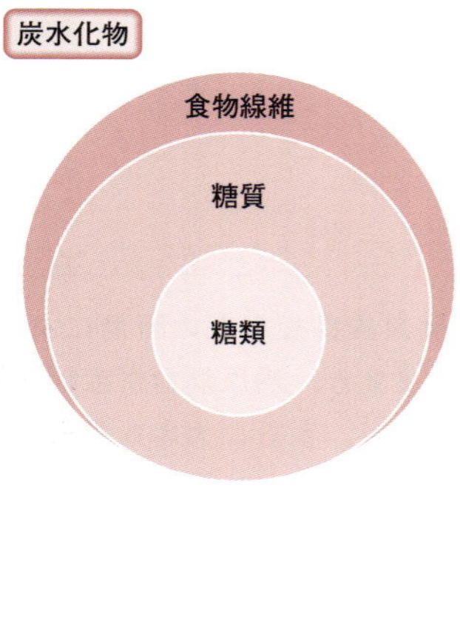

炭水化物
- 食物繊維
- 糖質
- 糖類

- 食物繊維
  ・水溶性食物繊維
  ・不溶性食物繊維
- 糖質
  ・多糖類
  　でんぷん（ご飯，パン，めん類，イモ類などに多い）
  　グリコーゲン（肝臓・筋肉 などに存在）
  　オリゴ糖など
  ・糖アルコール（キシリトールなど）
  ・その他甘味料
  ・糖類
  　・単糖類
  　　ブドウ糖，果糖，ガラクトース
  　・二糖類
  　　ショ糖＝砂糖，麦芽糖，乳糖

Ⅱ ― 糖尿病の治療

表　糖尿病食事療法のための食品交換表（1,600 kcal の指示単位配分例から）

炭水化物の割合	たんぱく質	脂質	PFC 比（%）
60%	70 g	40 g	17.5：22.5：60
55%	72 g	47 g	18：26.4：55.6
50%	78 g	52 g	19.4：29.2：51.4

日本人の食事摂取基準 2015：エネルギー産生栄養素バランス（PFC 比）13〜20：20〜30：50〜65

糖質制限とはエネルギー源の中で糖質の摂取割合を減らすこと

　食品や食事に含まれる三大栄養素がそれぞれ何％にあたるかを示したものを，その頭文字から PFC（ピーエフシー）比といいます．糖質制限は，C：炭水化物の摂取割合を減らし，P：たんぱく質・F：脂質の摂取割合を増やすことです【表】．どこまで減らしたら安全かは研究者の意見が分かれ，科学的検証は不十分です．米国糖尿病学会でも，減量に向けたオプションの一つとして 2 年間までの短期間に限り容認されています．

糖質制限食のメリット・デメリット

　糖質制限で過剰なインスリン分泌を抑えた結果，膵臓の疲弊防止・血糖コントロール改善・降圧効果・減量効果が期待できるなどがあります．
　極端な糖質制限食は，食事の偏りから起こる栄養の過不足から，筋肉減少，集中力低下，うつ，胃腸の働きの低下，免疫力低下，動脈硬化，低血糖など，さまざまな疾患を引き起こす可能性も指摘されています．小児や妊婦，やせ気味の糖尿病，1 型糖尿病・腎障害のある人にはお勧めできず，薬物治療中の人にも要注意な食事療法です．

参考文献
1) 厚生労働省：日本人の食事摂取基準（2015 年版）．
2) 日本人の糖尿病の食事療法に関する日本糖尿病学会の提言（2013 年 3 月）．
3) 日本糖尿病協会：糖尿病食事療法のための食品交換表　活用編，第 2 版，文光堂，2015．
4) 筐　俊成：糖質制限食をめぐる話題．臨床栄養，124：177-182，2014．
5) American Diabetes Association : Standards of medicalcare in diabetes 2014. *Diabetes Care*, 36 : S11-66, 2013.

田邊弘子　松葉医院栄養科

　糖質制限食はエネルギー源（三大栄養素）の一つである糖質の摂取割合を減らし，たんぱく質・脂質の摂取割合を増やした食事です．食後血糖上昇が穏やかになり追加分泌インスリンを抑えた結果，脂肪燃焼を促し，インスリンの働きによる脂肪蓄積を減らすことを目的としています．しかし功罪もあり，慎重に対応すべきと考えます．

Q31 カーボカウントについて教えてください

カーボカウントとは，炭水化物量を計算して血糖コントロールする食事療法のこと

　食後血糖値を上昇させる炭水化物を，飲食ごとに計算し（Carbohydrade counting），血糖コントロールに役立てる糖尿病の食事療法がカーボカウントです．米国糖尿病協会（ADA）のガイドラインでも信頼性に高い方法として推奨されています．ただし炭水化物のみを調整するのではなく，過不足のない栄養摂取にも配慮します．

カーボカウントするために必要な情報を知ろう

　一般的には炭水化物量をカーボ換算します．1カーボの炭水化物量をドイツでは10g，アメリカでは15gとして換算します．また，1カーボあたりインスリンがどのくらい必要かをインスリン/カーボ比で表しますが，これは人によって違うので個々に設定されます．少し複雑になるので筆者はカーボ換算せずに，炭水化物量で患者さんに指導します．

　1型糖尿病患者さんの場合は，食前と3時間後の血糖値が近ければ適正インスリン量とみなし，そこからインスリン1単位当たりの炭水化物量を算出し，インスリン量の決定に役立てます．その後，自己血糖測定で検証を繰り返し調整していきます【図1】．

図1　1型糖尿病患者のインスリン1単位の炭水化物量（目安量）の計算例

食事前：血糖値103mg/dL　インスリン4単位注射

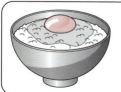

卵かけごはん　炭水化物　56g

| ご飯 | 150g | 炭水化物 | 55.7g |
| 鶏卵 | 1こ | 炭水化物 | 0.3g |

食後3時間：血糖値　108mg/dL

→ インスリン量はほぼ適正と判断

炭水化物 56g ÷ インスリン4単位＝14g
インスリン/カーボ（炭水化物）比＝14g

＊85gの炭水化物を含む食事の場合
　85÷14＝6なので インスリンは6単位必要と予想
　主治医に確認して指示を仰ぐ
　また自己血糖測定の結果から継続して検証する

図2　2型糖尿病患者のカーボカウントの利用例

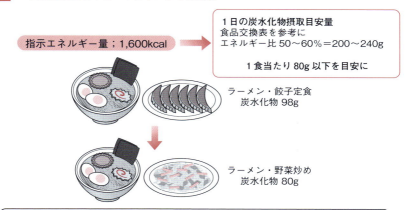

- 成分栄養表示の炭水化物（糖質）の量を確認して選ぶ
- 炭水化物は，穀類・パンやめん類，イモ類・果物・かぼちゃなど澱粉が多い野菜などに多い

2型糖尿病患者さんの場合は，指示エネルギー量から炭水化物量（50～60％）を算出し1日の配分量の目安を決めます．栄養表示や食品成分表で炭水化物量を把握調整し，よりよい血糖コントロールを目指します【図2】．

カーボカウントする際に注意すべき点

一定の炭水化物量に必要なインスリン量は，生活活動状況などで変化します．さらにカーボカウントのみで適正な食事管理は困難です．脂質やたんぱく質の過剰摂取やビタミン・ミネラルの不足にならないよう栄養バランスにも配慮が必要です．

参考文献
1) 糖尿病ネットワーク：http://www.dm-net.co.jp/calendar/2013/021045.php
2) 大阪市立大学医学研究所発達小児医学教室（編）：糖尿病のあなたへ　かんたんカーボカウント～豊かな食生活のために～改訂版．医薬ジャーナル社，2009．
3) 医歯薬出版編：日本食品成分表2015年版（七訂）本表編．医歯薬出版，2016．

田邊弘子　松葉医院栄養科

A　カーボカウントとは糖尿病における食事療法・インスリン調整法の一つである．食後血糖上昇を来す炭水化物量を計算することで，Ⅰ型糖尿病患者さんはインスリン量調整に役立て，2型糖尿病患者さんは食材選びの判断材料として利用できる．

Q32 おなかが空いたら何を食べればよいか教えてください

なぜ，おなかが空くと感じるのでしょう

　空腹感は胃が空っぽになったら感じるのではなく，脳の中心付近にある視床下部にある摂食中枢に刺激が伝わって感じるのです．摂食中枢を刺激するのは「血糖が下がる」ことと「脳の興奮」です．

　血糖が下がる：たとえ食後でも血糖値が下がったままだと，主にブドウ糖を燃料としている脳とブドウ糖しか利用できない赤血球が飢餓状態となり，生命の危機を感じて摂食中枢が刺激され空腹感をより強めます．極端な糖質抜きダイエットや朝食抜きも同様で，食欲を高めドカ食いになりやすいので，適度な炭水化物の摂取が必要です【図1】．

　脳の興奮：夜のパソコンの光や濃くて脂っこい食事など，食事で満腹になったはずが視覚や嗅覚の刺激で脳が興奮し，満腹中枢よりも摂食中枢のほうが優位になるためお腹が空いたと感じます．食後のデザートや甘い物が別腹で食べることができるのは，脳の興奮によるものです．満腹を感じたら食べ物を見たり触れたりしないことも食べ過ぎを抑える工夫です．そして，生活習慣も見直すように指導しましょう．

お腹が空いたら何を食べればよいのでしょう

　「いつお腹が空くのか」「どうしてお腹が空いたのか」「何を食べたいのか」「本当に食べたいのか」をまず考えます．考える余裕をもつことで，ドカ食いを抑えることができます．

　次に，タイミングを計ります．夕食後や寝る前は避けたいものです．食間に食べても血糖

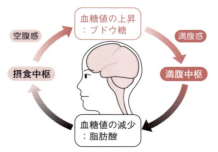

図1　満腹中枢と摂食中枢

血糖上昇のシグナルが満腹中枢を刺激するには15分以上の時間がかかるといわれています．早食いは禁物です．

II ― 糖尿病の治療

図2 お腹が空いたときの食材の選び方の例

自分でルールを決める
習慣化させない

・なぜ空腹感を感じたのかを考える
・商品の栄養表示をチェック
・少しずつ味わって食べる
・量を決める

おなかが空いたら何を食べたらいいの？

食事前
野菜を中心に噛めるもの

水分をとってみる
生野菜・果物
焼き海苔・昆布
ガム・野菜チップス
熱めのお茶
野菜ジュース など

食直後
歯磨きで空腹を抑える
ゆっくり噛めるもの
量を少なく

フルーツ
カフェオレ・ココア
寒天ゼリー・ガム
チョコレート
（カカオ含有量が多い）
豆腐アイス など

食間
食物繊維の多い物
適度に油脂を含むもの
できれば午前中か運動前

乳製品・フルーツ
カロリーコントロールアイス
枝豆などの大豆製品
大豆粉のクッキーなど
低GI食品
ダイエットシェイク など

寝る前
身体を冷やさない
量を少なく
糖質が少ない
カフェインが少ない

ハーブティ
しょうが湯（砂糖不使用）
カフェインが少ないホット飲料
野菜チップス
野菜スープ（塩分に注意）
糖質が少ない麺 など

値を上げ続けてしまうこともあります．間食した後に自己血糖測定や尿糖試験紙でどう影響が出るかを確認することもお勧めです．

いよいよ食材選びです．配慮したい点は，「食物繊維などを含み急激な血糖上昇をさせないこと」「適正なエネルギー範囲であること」「不足しがちな栄養素を含むもの」の3点です．食材を選ぶ力をつけるためにも，栄養表示や原材料表示を見て選ぶ習慣をつけましょう．お腹が空いたときの食材の選び方の例を示します【図2】．

参考文献
1) 糖尿病ネットワークホームページ：http://www.dm-net.co.jp/
2) Scientists Find Obesity Associated with Changes in Brain Connections（インペリアルカレッジ 2012年10月16日）
3) 日本医療・健康情報研究所／創新社：保健指導リソースガイド：http://tokuteikenshin-hokensidou.jp/

田邊弘子　松葉医院栄養科

A

どうして空腹を感じているかを探ってから食材を選びます．急激な血糖上昇をおさえるために，精製された炭水化物（小麦粉や白米など）よりも食物繊維を多く含み穏やかに消化吸収されるもの・エネルギーが少ないもの・噛み応えのあるものなどを表示を確認して選びます．習慣化させないことも大切です．

III. 合併症

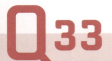

細小血管障害発症の自然史を教えてください

糖尿病の治療目標の一つに合併症発症予防があります．慢性合併症として細小血管障害と大血管障害に分類されます．細小血管障害とは糖尿病3大合併症である神経障害，網膜症，腎症のことをいいます．糖尿病発症時あるいは耐糖能異常の時期から細小血管障害が発症する可能性があることが明らかになっています．また一般的に糖尿病コントロールが不良であることや，罹患期間が長いと神経障害，網膜症，腎症の順序で合併しやすいことが明らかになっています【図1】[1,2]．この順序の覚え方として"し"（神経），"め"（目），"じ"（腎）とするゴロ合わせが覚えやすいでしょう．

神経障害

糖尿病神経障害は糖尿病患者にみられ末梢性および自律神経障害のうち，糖尿病以外に原因疾患のないものと定義されています．糖尿病罹患期間が長く，糖尿病コントロールが不良であるほど神経障害が発症しやすいことが知られています[3]．しびれや感覚異常などの感覚神経障害が中心症状となり両側対称性，遠位優位の末梢神経障害が初発症状として出現しやすく，これらの症状が進行すると神経線維脱落の影響で感覚鈍麻などの陰性症状となることもあります．そのほかに神経障害としては末梢神経障害のほか，自律神経障害により胃腸障害・起立性低血圧・排尿障害・勃起障害などが出現します．局所性の神経障害としてまれに運動神経障害として足内在筋萎縮による足変形をきたすこともあります．

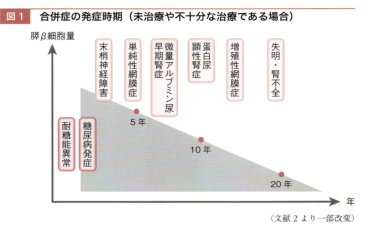

図1 合併症の発症時期（未治療や不十分な治療である場合）

（文献2より一部改変）

網膜症

　網膜症発症には糖尿病罹患期間，糖尿病コントロールの指標である HbA1c，収縮期血圧と関連することが示されています．わが国で実施された JDCS Study においては，罹患期間が長くなるほど網膜症の発症率が増加しやすくなることが明らかになっています．この報告では 2 型糖尿病の罹患から 8 年間で糖尿病網膜症発症率が約 27％発症しており，計算上では 1 年間あたり約 3.3％網膜症を発症することになります[4]．長期の高血糖の影響で網膜症を発症すると単純糖尿病網膜症，増殖前糖尿病網膜症を経て，新生血管を伴うと視力障害の原因となる増殖糖尿病網膜症へと進行します．増殖糖尿病網膜症では硝子体出血，網膜剥離，新生血管緑内障などによる自覚症状・視力低下を引き起こし，重度な場合は失明につながります．

腎症

　糖尿病の高血糖の影響により糖尿病腎症が進行すると微量アルブミン尿・蛋白尿・腎機能低下をきたし，末期腎不全へ進行すると心不全・尿毒症・浮腫が出現し，いずれは透析治療が必要となります．糖尿病腎症は現在，日本における透析導入の原因疾患として最多の第一位となっていますので，透析導入を予防することが重要となります．

　UKPDS64 では進展経過については腎症進行なし，微量アルブミン尿発症，顕性腎症，腎不全の順序で進行し，各段階から次の腎症への進行は年間 2％程度となっています．腎不全になると死亡率は年間 20％近くにもなり，糖尿病腎症で透析導入となった患者の 5 年生存率は 50％程度であると考えられています[5]．したがって，腎症は進行すると QOL の低下のみならず生命予後にも直接的影響を与えると考えられます．

III — 合併症

参考文献
1) 後藤由夫・他：糖尿病性神経障害に関する調査研究 第 1 報 わが国の糖尿病の実態と合併症．日臨内医誌，**16**：167-195，2001．
2) 河盛隆造監修：図解 糖尿病の治療．主婦の友社，1997．
3) Partanen J, et al：Natural History of Peripheral Neuropathy in Patients with Non-Insulin-Dependent Diabetes Mellitus. *N Engl J Med*, **333**：89-94, 1995.
4) Kawasaki R, et al：Japan Diabetes Complications Study Group: Incidence and progression of diabetic retinopathy in Japanese adults with type 2 diabetes: 8 year follow-up study of the Japan Diabetes Complications Study (JDCS). *Diabetologia*, **54**：2288-2294, 2011.
5) AdLer AI, et al：Development and progression of nephropathy in type 2 diabetes: the United Kingdom Prospective Diabetes Study (UKPDS 64). *Kidney Int*, **63**：225-32, 2003.

A

船山 崇　順天堂大学練馬病院糖尿病・内分泌内科

細小血管障害の成因として高血糖が関与しており，血糖コントロールが良好である場合には細小血管障害の合併率が少ないことが明らかになっています．細小血管障害は神経障害，網膜症，腎症であり，これらは 3 大合併症と呼ばれています．

Q34 ポリオール代謝異常について教えてください

ポリオール代謝が引き起こすこと

　糖尿病のコントロールが悪い状態が長く続くと糖尿病神経障害が生じますが，その原因の一つとして，高血糖によるポリオール代謝経路の亢進があると考えられています【図】．細胞内に流入したグルコースは通常，解糖系で代謝されますが，高血糖のため細胞内グルコースが過剰になると解糖系で処理しきれないグルコースはアルドース還元酵素（AR）によりソルビトールに代謝され，さらにソルビトール脱水素酵素（SDH）によりフルクトースへ代謝されます．ソルビトールは細胞内浸透圧物質であるため，蓄積すると細胞内浸透圧が上昇します．細胞内の浸透圧が高まると水を引き込むため，その後に細胞内浮腫や細胞変性の原因になります．またソルビトールの増加はミオイノシトールの低下と細胞内の電解質バランスを調製する Na-K ATPase の活性を低下させますが，これらは細胞内電解質濃度の恒常性に異常を起こす原因となり，細胞障害を悪化させると考えられます．またポリオール代謝が活性化することにより，神経組織の PKC 活性異常，NADPH 低下と NAD 増加による細胞内レドックス異常（酸化還元反応）と活性酸素の産生亢進，過剰なフルクトースによる細胞内 AGE 産生亢進なども本経路の亢進により引き起こされます．このように，神経障害はポリオール代謝がその下流で様々な経路を活性化し神経障害を生じさせると考えられます．

　これらのことから，高血糖を治療により正常化したり，ポリオール代謝を阻害することにより神経障害が改善することが可能になると考えられます．すでに，糖尿病神経障害の治療薬としてアルドース還元酵素（AR）阻害剤が臨床で使われています．図のようにポリオール代謝経路の律速酵素は AR であり，AR 阻害剤は単にソルビトール産生とミオイノシトー

図　ポリオール代謝経路が神経障害を起こす機序

グルコース →(AR)→ ソルビトール →(SDH)→ フルクトース

AR: NADPH → NADP
SDH: NAD$^+$ → NADH

NADH/NAD$^+$↑
ジアシルグリセオール↑
PKC↑
Na$^+$K$^+$-ATPase↓

フルクトース → AGEs

ル低下を改善するのみならず，上記の下流の代謝異常の改善にも有効な薬剤と考えられます．そのため，AR阻害剤は糖尿病状態における神経組織の代謝異常をそのメカニズムの上流で改善することにより，包括的に神経障害を改善することが期待されます．

糖尿病神経障害の治療

　糖尿病神経障害は発症後早期であれば可逆的であり，しびれ感や違和感などの自覚症状は良好な血糖コントロールの維持により改善，消失します．したがって，神経障害に対する治療の基本はあくまで血糖コントロールです．AR阻害剤の適応はHbA1cが7％以下まで改善しても自覚症状（しびれ感，違和感，冷感，疼痛）や振動覚異常などが持続している例，または血糖コントロール開始時に我慢できない程度の自覚症状を呈している例であると考えられます．実際にAR阻害剤であるエパルレスタットの長期投与（3年）により，正中神経運動神経伝達速度の増悪が抑制され，上・下肢のしびれ感，感覚異常，およびこむら返りが有意に改善されたことが示されています．また，正中神経運動神経伝達速度の層別解析の結果，エパルレスタットは血糖コントロールが比較的良好な症例，最小血管障害がないか，あるいは軽度の症例で最も効果が高いことが明らかとなりました．これらの結果は，現在までの薬剤の適応を裏付けるものであり，血糖コントロールとAR阻害剤が糖尿病神経障害を改善するうえで重要な介入手段であることを改めて示しています．

参考文献：
1) Hotta N, et al : Long-term clinical effects of epalrestat, an aldose reductase inhibitor, on diabetic peripheral neuropathy: the 3-year, multicenter, comparative Aldose Reductase Inhibitor-Diabetes Complications Trial. *Diabetes Care*, **29** : 1538-1544, 2006.
2) 河盛隆造監修：慢性疾患薬物療法のツボ　糖尿病．日本医事新報社，2007.

田村好史　順天堂大学大学院医学研究科代謝内分泌内科学・スポートロジーセンター

ポリオール代謝は高血糖により亢進し，糖尿病神経障害の原因になります．

Q35 グリケーションについて教えてください

　グリケーションとは糖化反応と訳され，ブドウ糖や果糖がもつケトン基 −C(=O)− やアルデヒド基 −CHO が，非酵素的に蛋白質や脂質のアミノ酸残基 −NH−CHRi−CO− やヒドロキシ基 −OH に結合することにより連鎖する化学反応のことをいいます．調理の際に砂糖を入れて熱すると食品に色が付く反応もグリケーションの一種で，メイラード反応とも呼ばれています．

　糖尿病診療において，最も身近なグリケーションの一つがヘモグロビン A1c（HbA1c）です．HbA1c とは赤血球内で酸素を運ぶヘモグロビンという蛋白質の β 鎖 N 末端のバリンが安定的にグリケーションを受けた物を測定しています．同様にグリコアルブミン（GA）もブドウ糖とアルブミンが非酵素的に結合したものを測定するグリケーションによる産物です．グリケーションは高血糖の"足跡"として残存し，HbA1c や GA を測定することで血糖コントロールの指標として有用ですが，糖尿病合併症の発症進展や老化にも深く関わる恐ろしい反応であることも知られています[1]．特にグリケーションにより産生される終末糖化産物（Advanced Glycation End products; AGE）とその受容体である RAGE（Receptor for AGE）の反応は重要な合併症促進因子であることが知られています．ブドウ糖のような還元糖は蛋白質のアミノ基と反応して Schiff 塩基やアマドリ化合物といった糖化反応産物を形成します．その後，この反応は緩やかに不可逆的な脱水と縮合を繰り返し，AGE を形成します．糖尿病で慢性持続性の高血糖状態が続くと血中の AGE が蓄積し，酸化ストレスや AGE-RAGE 系の活性化（AGE が RAGE に結合して反応する細胞内シグナル伝達）が臓器障害を引き起こすことが示唆されています．

　AGE-RAGE 系の活性化は網膜周皮細胞を選択的に消失させることや，接着因子の発現亢進や微小循環障害を起こすことで糖尿病網膜症を悪化させることが知られています．また，AGE は腎臓においても糸球体のメサンギウム細胞に働きかけ，糸球体過剰濾過，微量アルブミン尿，メサンギウム領域の拡大に寄与するのみならず，近位尿細管の繊維化も促進し糖尿病腎症を悪化させていることも報告されています．さらに，大血管合併症にも AGE-RAGE 系は重要な役割を担っていることが知られています．内皮細胞膜上に存在する RAGE が血中の AGE と反応することで，酸化ストレスの産生，炎症反応の促進，血栓傾向の増悪，一酸化窒素（NO）の不活性化などを介して内皮機能障害や動脈硬化病変を悪化させていることが知られています．UKPDS や DCCT でいわれた "Legacy effect" や "Metabolic memory" は長期に渡る AGE の蓄積や AGE-RAGE 系の活性化によってもたらされた結果である可能性も示唆されており，血中の可溶性 RAGE（sRAGE）は心血管イベントのマーカーになりうる可能性も示唆されています．

　また，近年注目されている糖尿病の新たな合併症である癌[2]や認知症[3]の発症進展にも AGE や RAGE が関与している可能性も報告され，まさに糖尿病患者の全身を蝕む老化（Ag-

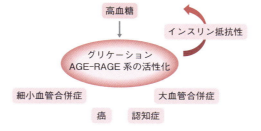

図 グリケーションによる合併症増悪と高血糖の悪循環

ing）促進因子であるといえます．さらに，グリケーションは糖毒性によるインスリン抵抗性にも関与しており[4]，高血糖の悪循環を形成しています【図】．

文献
1) Calcutt NA, et al : Target for hyperglycemia-induced diabetic complications: from animal models to clinical trials. *Nat Rev Drug Discov*, **8** : 417-429, 2009.
2) Abe R, Yamagishi S : AGE-RAGE system and carcinogenesis. *Curr Pharm Des*, **14** : 940-945, 2008.
3) Srikanth V, et al : Advanced glycation endproducts and their receptor RAGE in Alzheimer's disease. *Neurobiol Aging*, **32** : 763-777, 2011.
4) Song F, Schmidt AM : Glycation and insulin resistance Novel mechanisms and unique targets? *Arterioscler Thromb Vasc Biol*, **32** : 1760-1765, 2012.

野見山 崇　福岡大学医学部内分泌・糖尿病内科

グリケーションとは高血糖によってもたらされる糖とタンパク質や脂質の非酵素的反応であり，糖尿病に関連する種々の合併症発症における重要なメカニズムを担っています．糖尿病合併症の発症進展の予防には，血糖を下げることのみならず，グリケーションを抑制することも今後重要になってきます．

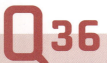

糖尿病と酸化ストレスの関係や Redox state について教えてください

糖尿病では酸化ストレスが亢進しています

　糖尿病では循環血中の脂肪酸や糖が増加し，これが各組織や血管で酸化ストレスの亢進をもたらしていると考えられています．そして，酸化ストレスの亢進は，膵臓のβ細胞のアポトーシスを増やしてインスリン分泌を低下したり，肝臓や筋肉でのインスリン抵抗性をもたらし，さらなる脂肪酸や糖の増加を引き起こし，悪循環をもたらします【図】[1]．また，酸化ストレスは血管内皮障害も引き起こし，糖尿病の血管合併症増加に関与するとも考えられています[3]．酸化ストレス産生の場は主にミトコンドリアと細胞膜ですが，前者では還元物質である Super oxide dismutase (SOD) が，後者では活性酸素産生物質である NADPH oxidase が主な調節因子となっています．両者ともに糖尿病で重要な役割を担っています[3]．酸化ストレスが糖尿病の原因で，SOD による酸化ストレスの軽減やミトコンドリアでの酸化ストレスの軽減が糖尿病の改善をもたらすことが報告されていますが[4-6]，酸化ストレスの軽減がインスリン抵抗性を増悪するという報告[7]や，インスリン刺激による酸化ストレスがインスリン作用を発揮するインスリンシグナルに必要であるという報告[8]もあり，実臨床での酸化ストレスへの薬剤介入は未だ確立していません．ただし，糖尿病とは限りませんが，ヒトにおいて，運動による酸化ストレス軽減効果が報告[9,10]されていますので，定期的な適度な運動療法を処方することは糖尿病治療の根本治療としてゆるぎないものと思われます．

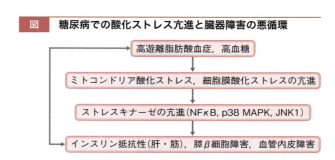

図　糖尿病での酸化ストレス亢進と臓器障害の悪循環

文献

1) Joseph LE, et al : Oxidative stress and stress-activated signaling pathways: a unifying hypothesis of type 2 diabetes. *Endocrine Reviews*, **23** : 599-622, 2002.
2) Antonio C, Enrico M : Is oxidative stress the pathogenic mechanism underlying insulin resistance, diabetes, and cardiovascular disease? The common soil hypothesis revisited. *Atherioscler Thromb Vasc Biol*, **24** : 816-823, 2004.
3) Newsholme P, et al : Diabetes associated cell stress and dysfunction: role of mitochondrial and non-mitochondrial ROS production and activity. *J Physiol*, **583** : 9-24, 2007.
4) Nicholas H, et al : Reactive oxygen species have a causal role in multiple forms of insulin resistance. *Nature*, **440** : 944-948, 2006.
5) Kumashiro N, et al : Impact of oxidative stress and peroxisome proliferator-activated receptor gamma coactivator-1 alpha in hepatic insulin resistance. *Diabetes*, **57** : 2083-2091, 2008.
6) Ethan JA, et al : Mitochondrial H_2O_2 emission and cellular redox state link excess fat intake to insulin resistance in both rodents and humans. *J Clin Invest*, **119** : 573-581, 2009.
7) James PM, et al : Development of insulin resistance and obesity in mice overexpressing cellular glutathione peroxidase. *Proc Natl Acad Sci U S A*, **101** : 8852-8857, 2004.
8) Barry JG, et al : Insulin action is facilitated by insulin-stimulated reactive oxygen species with multiple potential signaling targets. *Diabetes*, **54** : 311-321, 2005.
9) Wang JS, et al : Role of exercise intensities in oxidized low-density lipoprotein-mediated redox status of monocyte in men. *J Appl Physiol*, **101** : 740-744, 2006.
10) Adams V, et al : Impact of regular physical activity on the NAD (P) H oxidase and angiotensin receptor system in patients with coronary artery disease. *Circulation*, **111** : 555-562, 2005.

熊代尚記　東邦大学医学部内科学講座糖尿病・代謝・内分泌学分野

糖尿病では高脂肪酸血症や高血糖により Redox state は酸化状態に傾いており，酸化ストレスを軽減することが望ましいとされています．適切な運動療法はその一つの方法として推奨されます．

Q37 肥満者ではなぜ交感神経の緊張が高まるのか教えてください

　肥満者では，交感神経活性の反応性が亢進しています．生体や外界からの刺激に対し恒常性を維持する目的に，ヒトは無意識自律的に体全体を調律しています．これが自律神経の基本です．肥満者のなかでも，特に内臓脂肪が蓄積した中心性肥満者では，この「調律」が障害されています．自律神経調整能の最大の低下原因は「加齢」です．これを詳しく見ていきたいと思います．

自律神経（交感神経と副交感神経）

　交感神経は主に胸腔，胸腔内臓器（心臓・肺）や骨格筋に分布しています【図1】[1]．副交感神経は主に腹腔臓器に分布しています．脂肪は全身に分布しているため交感神経，副交感神経両者が分布していますが，交感神経活性（カテコラミン分泌量）と脂肪体積は相関しています[2]．確かに，ヒトに高炭水化物，高カロリーにより肥満にさせると交換神経活性は亢進し始めます．減量すると減少します．しかし，これは原因ではなく「肥満是正反応」と考えられています[3]．一方で，交感神経の中枢，免疫系への活動が注目されています．交感神経活性は肥満関連ホルモン（POMC, neuropeptide Y/AgRP-containing-neurons など）の過剰亢進や慢性炎症を惹起するサイトカイン（IL10, INF-γ など）によりTリンパ球の性質を変化させてメタボリックシンドロームなどの特徴を生体に及ぼすことがわかってきました[4]．

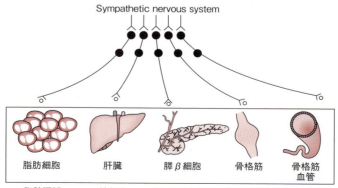

図1　肥満・メタボリックシンドロームへの関与が考えられる交感神経分布

図2 糖尿病患者に随伴する臨床所見と自律神経分布（交感神経・副交感神経）

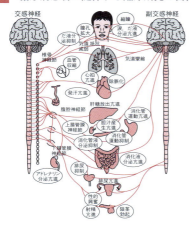

糖尿病随伴症状

瞳孔反射↓
唾液分泌↓
心拍↑
血圧↑
汗腺↓
肝臓糖調節↓
インスリン分泌↓
消化管運動↓
排尿機能↓
カテコラミン分泌↑
初潮年齢↑，勃起↓

糖尿病と自律神経活性

　一度糖尿病に罹患すると，糖尿病の細小血管障害としての自律神経障害を経験します．起立性低血圧，重症の便秘，無自覚性低血糖症などがあります．しかし，明らかな糖尿病となる前の肥満症・メタボリックシンドロームや糖尿病家族歴のある状態でも，すでに自律神経活性異常が証明されています【図2】[5]．視床下部弓状核を中心にインスリンへの摂食抑制，基礎代謝亢進など自律神経と情報がやりとりされています．また，古典的な視床下部-下垂体-副腎系の活性亢進も交感神経活性の結果として体重増加をきたします．広義の自律神経活性異常が糖代謝異常の早期から関与していると考えられています．

文献

1) Schlaich M, et al : Metabolic syndrome: a sympathetic disease? *Lancet Diabetes Endocrinol*, **3** : 148-157, 2015.
2) da Silva AA, et al : The brain melanocortin system, sympathetic control, and obesity hypertension. *Physiology* (Bethesda), **29** : 196-202, 2014.
3) Pavlov VA1, Tracey KJ: The vagus nerve and the inflammatory reflex--linking immunity and metabolism. *Nat Rev Endocrinol*, **8** : 743-754, 2012.
4) Peirce V, Carobbio S, et al : The different shades of fat. *Nature*, **5** : 76-83, 2014.
5) Herring N : Autonomic control of the heart: going beyond the classical neurotransmitters. *Exp Physiol*, **100** : 354-358, 2015.

内野 泰，弘世貴久　東邦大学医学部医学科内科学講座糖尿病・代謝・内分泌学分野

A　肥満者による交感神経活性亢進は肥満是正反応といえます．

Q38 増殖性網膜症，牽引性網膜剥離と光凝固，硝子体手術による加療について教えてください

　糖尿病網膜症は腎症，神経障害とともに糖尿病の三大合併症の1つで，わが国の中高年における失明原因の第二位となっています．

　糖尿病網膜症の重症度分類は現在まで様々な分類が提唱されており，治療方針を決める判断の根拠となっています．医療連携を行ううえで，各科の医師，コメディカルスタッフが共通の認識をもつための手段でもあります．国内で最も広く使用されている重症度分類の改変Davis分類では，糖尿病網膜症は網膜症なし，単純糖尿病網膜症，前増殖糖尿病網膜症，増殖糖尿病網膜症の4つに分類されています．

　糖尿病網膜症の主要病態は血管透過性亢進，血管閉塞，血管新生の3つから成ります．改変Davis分類では，血管透過性亢進は単純糖尿病網膜症，血管閉塞は前増殖糖尿病網膜症，血管新生は増殖糖尿病網膜症と病態と重症度が1対1対応となっており，説明に使用しやすい，理解しやすいといった利点があります．その他の分類として新福田分類，国際分類などが使用されています【表】．

　増殖糖尿病網膜症では，血管閉塞から網膜の虚血が生じた結果，VEGF（血管新生促進因子）を中心とするサイトカインが増加し，新生血管，線維血管性増殖膜といった増殖性変化が認められます．

　新生血管が発生して数週～数カ月経過すると，新生血管周囲に膠原線維を主体とする線維血管性増殖膜が形成されます．増殖膜は網膜と硝子体の癒着を増強し，加齢や糖尿病罹患期間の延長とともに起こる硝子体の変性，融解，収縮，あるいは増殖膜自体の収縮により，牽引性網膜剥離を引き起こします．

　牽引性網膜剥離は裂孔原性網膜剥離と比較して，限局性で進展が緩徐であるため，黄斑部に剥離が及ばない場合は自覚症状が乏しい疾患です．広範な増殖膜があり，硝子体の牽引が強い例では網膜に裂孔が形成されることがあり，牽引性裂孔原性網膜剥離となって急速に網膜剥離が進展します．

表　各種分類の対応表

改変Davis分類	新福田分類	国際分類
なし（NDR）	なし	なし
単純糖尿病網膜症（SDR）	A1	軽症非増殖糖尿病網膜症
	A1-2	中等症非増殖糖尿病網膜症
前増殖糖尿病網膜症（PPDR）	B1	重症非増殖糖尿病網膜症
増殖糖尿病網膜症（PDR）	B2-5	増殖糖尿病網膜症

汎網膜光凝固術は，視力を出すために大切な黄斑部の網膜を守るために，視力に大きく関わらない周辺部の虚血網膜をレーザーで焼く治療です．虚血網膜由来であるVEGFの産生を抑制することで，糖尿病網膜症の進展を防ぎます．作用機序として，VEGF産生細胞の破壊，虚血組織の破壊により血流の再配分を起こし残存組織への血流を増加させる，網膜を菲薄化させることで脈絡膜からの酸素透過性を亢進し網膜内層の酸素分圧を上昇させ，黄斑部への酸素供給を高めることなどが考えられています．また，網膜色素上皮とそれより内側にある感覚網膜との癒着を強固にし，網膜剥離の進展を抑制する効果もあります．

硝子体手術はレーザーでは十分に治療できない，増殖糖尿病網膜症の治療として行われます．増殖膜や硝子体出血がある例が代表的です．手術により新生血管，増殖膜の足場となる硝子体を除去，増殖膜を除去して網膜剥離を復位，硝子体出血を除去して視力を改善，通常では打てない部分にレーザーを追加し，増殖性変化が起こりづらい眼内環境を整えます．広範な増殖膜，網膜剥離，裂孔がある場合は眼内にガスやシリコンオイルという特殊なオイルを入れることで，術後の網膜剥離の再発を予防します．この場合は術後数日から数週間のうつ伏せが必要になります．シリコンオイルが入っていると屈折率が変わるため，ピントが合わない状態になります．シリコンオイルは半年程度で抜く手術が必要となります．

レーザー治療では視力を守るために視野が犠牲となり，硝子体手術では剥離や，増殖膜の牽引が黄斑部に及んでいると，手術をしても視力は完全には回復しません．また，この段階になると糖尿病黄斑浮腫という黄斑のむくみを併発していることが非常に多く，そちらは治療困難で視力低下の大きな原因となります．

Ⅲ ― 合併症

上林功樹　順天堂大学医学部附属順天堂医院眼科

糖尿病網膜症の進行に伴い，増殖性変化，牽引性網膜剥離が生じ視力低下をきたします．光凝固や硝子体手術で改善できる視力は限定的で，失明を予防する意味合いが強い治療です．

Q39 なぜ蛋白尿が出るのか教えてください

高血糖の持続で糸球体に異常が起きると血管から尿中に蛋白が溢れ出る

腎臓は，体内の老廃物を含む血液を濾過し，老廃物を尿として体外に排出するとともに，きれいになった血液を体内に戻すという働きをしています．この血液を濾過する役割をしているのが，腎臓の糸球体です．この糸球体は毛細血管がたくさん集まってできており，高血糖が長期間続くと血管などに変化が起き濾過機能が破綻【図】してしまいます．この状態が糖尿病性腎症です．

糸球体の濾過機能は，正常の状態においては身体に必要なたんぱく質などが外に漏れでないような網目の大きさになっています．しかし，糖尿病性腎症となると，この網目が大きくなり，たんぱく質も外に漏れでて尿として排泄されます（図）．この状態が蛋白尿です．蛋白尿が多量になると血液中の蛋白濃度が下がり，むくみ（浮腫）や血圧上昇などを招き，老廃物の排出低下も相まって腎不全や尿毒症に移行してしまいます．

糖尿病性腎症における蛋白尿の出現は自覚症状出現が目前

尿検査で蛋白尿が検出される（0.5 g/gCr 以上）と糖尿病性腎症は第3期（顕性腎症期）【表】となります．糖尿病性腎症の初期は蛋白尿よりも小さいアルブミンが検出されます（アルブミン尿）．糖尿病性腎症は通常，ネフローゼ症候群または腎不全が生じるまでは（第1期，第2期）自覚症状はほとんどありません．したがって，早期の腎症を発見するためには，尿検査で微量アルブミン尿を測定しなければわかりません．

第3期以降ではむくみや息切れなどの自覚症状から始まり，手のしびれや痛み，腹痛と

図 糖尿病性腎症による糸球体での濾過機能の破綻

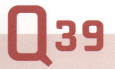

表 糖尿病性腎症病期分類（改訂）[注1]（2013 日本糖尿病学会）

病　期	尿アルブミン値（mg/gCr） あるいは尿蛋白値（g/gCr）	GFR（eGFR） （mL/分/1.73 m²）
第1期（腎症前期）	正常アルブミン尿（30 未満）	30 以上[注2]
第2期（早期腎症期）	微量アルブミン尿（30 ～ 299）[注3]	30 以上
第3期（顕性腎症期）	顕性アルブミン尿（300 以上） あるいは持続性蛋白尿（0.5 以上）	30 以上[注4]
第4期（腎不全期）	問わない[注5]	30 未満
第5期（透析療法期）	透析療法中	

注1： 糖尿病性腎症は必ずしも第1期から順次第5期まで進行するものではない．本分類は，厚労省研究班の成績に基づき予後（腎，心血管，総死亡）を勘案した分類である（URL：http://mhlw-grants.niph.go.jp/, Wada T, et al : The Research Group of Diabetic Nephropathy, Ministry of Health, Labour, and Welfare of Japan. Clinical impact of albuminuria and glomerular filtration rate on renal and cardiovascular events, and all-cause mortality in Japanese patients with type 2 diabetes. Clin Exp Nephrol. 2013 Oct 17. [Epub ahead of print]）
注2： GFR 60 mL/分/1.73 m² 未満の症例は CKD に該当し，糖尿病性腎症以外の原因が存在し得るため，他の腎臓病との鑑別診断が必要である．
注3： 微量アルブミン尿を認めた症例では，糖尿病性腎症早期診断基準に従って鑑別診断を行った上で，早期腎症と診断する．
注4： 顕性アルブミン尿の症例では，GFR 60 mL/分/1.73 m² 未満から GFR の低下に伴い腎イベント（eGFR の半減，透析導入）が増加するため注意が必要である．
注5： GFR 30 mL/分/1.73 m² 未満の症例は，尿アルブミン値あるいは尿蛋白値に拘わらず，腎不全期に分類される．しかし，特に正常アルブミン尿・微量アルブミン尿の場合は，糖尿病性腎症以外の腎臓病との鑑別診断が必要である．

（2013 年 12 月　糖尿病性腎症合同委員会）

発熱などの症状も出現します．第3期以降では，進行を遅らせることはできても，良い状態に戻すことはできないため，第2期の段階までで糖尿病性腎症をみつける必要があります．

参考文献
1） 前田士郎：病気がみえる　Vol.3　糖尿病・代謝・内分泌，第4版，MEDIC MEDIA，2014，pp74-78．

石田修也　小松ソフィア病院チーム医療推進室

A
蛋白尿は糖尿病性腎症の進行により，腎臓にある糸球体の濾過機構が破綻し，血中のたんぱく質が尿中に漏れ出ることで生じます．

Q40 GFR とは何か教えてください

GFR は腎臓の濾過機能の指標

　腎臓の様々な働きのなかで最も重要なのは，体内を流れる血液を糸球体で濾過してきれいにするとともに，血液から取り除いた老廃物を尿として体外に排出することです．

　GFR とは腎臓の濾過機能を示しています．糸球体濾過量の略で，1 分間にフィルターの糸球体（尿をこしとるフィルター）がどれくらいの血液を濾過し，尿をつくることができるかを表します【図】．実際の GFR を求めることは糸球体から尿（原尿，直接濾液）を採取することはできないので，大変困難です．

　一方，腎臓の濾過機能を評価する他の方法として，クレアチニン・クリアランス（Ccr）があります．クリアランスとは，ある物質が血液中から尿中に糸球体や尿細管を通して尿中に排泄される割合のことをいいます．つまり，腎臓で濾される全体を把握するのではなく，特定の物質の排泄量を測定して相対的に腎臓の濾過機能を確かめます．GFR 測定の理想的な方法はイヌリンクリアランスですが，測定が複雑（静注投与，正確な採尿のため尿道カテーテル留置など）で日常検査には適しません．そこで，クレアチニン・クリアランスが近似的に GFR を評価する目的で用いられてきました【表】．

　そして，最近では血清クレアチニン値と年齢，性別から，簡便に GFR を求める計算式「推算 GFR（eGFR）」（日本腎臓学会，2008 年）（表）が用いられるのが一般的となりました．

　ただし，血清クレアチニンは食事や筋肉量，運動の影響を受けるとされており，その影響

図　GFR とは

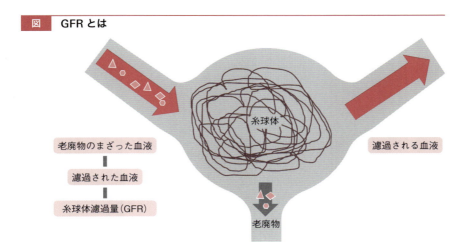

表　腎機能を評価する各式

〈クレアチニン・クリアランス算出式〉
Ccr（mL/分）= U×V/S×1.73/A
　　U：尿中クレアチニン濃度（mg/dL）
　　V：1分間尿量（mL/分）
　　S：血清中クレアチニン濃度（mg/dL）
　　A：体表面積（m^2）
　1.73：日本人の平均体表面積

〈eGFR の計算式（18歳以上が対象）：血清クレアチニン値の場合〉
　男性
　　eGFR（mL/分/1.73 m^2）= 194×Cr−1.094×年齢−0.287
　女性
　　eGFR（mL/分/1.73 m^2）= 194×Cr−1.094×年齢−0.287×0.739
　　　Cr：血清クレアチニン濃度（mg/dL）

〈eGFR の計算式（18歳以上が対象）：血清シスタチン C の場合〉
　男性
　　eGFR（mL/分/1.73 m^2）=（104×Cys−C−1.094×0.996 年齢）−8
　女性
　　eGFR（mL/分/1.73 m^2）=（104×Cys−C−1.094×0.996 年齢×0.929）−8
　　　Cys-C：血清シスタチン C 濃度（mg/L）

を受けにくい血清シスタチン C を用いた eGFR の式（表1）もあり，極端に筋肉量の多い症例や少ない症例で用いられています．

　健常者の GFR は 100 mL/分/1.73 m^2 前後で，腎症が進行するとともに，また加齢によって低下していきます．60 mL/分/1.73 m^2 未満が持続していれば，腎機能の低下は明らかであり，慢性腎臓病と診断されます．末期慢性腎不全・透析の段階では，GFR は 15 mL/分/1.73 m^2 未満まで低下してしまいます．慢性腎臓病診療ガイドでは，CKD の重症度分類[1]や糖尿病性腎症ステージ分類（Q39 参照）に推算 GFR 値を重要な指標として用いています．

参考文献
1）日本腎臓学会編：CKD 診療ガイド 2012，東京医学社，2012．

石田修也　小松ソフィア病院チーム医療推進室

A　GFR とは，腎機能とくに濾過機能を評価する指標で，糸球体濾過量のことです．現在，臨床では簡便な方法として血清クレアチニンや血清シスタチン C を用いた，eGFR が用いられています．

Q41 糖尿病腎症の初期に糸球体濾過量が増加する理由を教えてください

糸球体過剰濾過

　糖尿病腎症初期の糸球体血行動態異常として，糸球体濾過量（GFR）が増加することを，「糸球体過剰濾過」といいます．糸球体過剰濾過の病態については，高血糖，ポリオール代謝異常，インスリン用成長因子，血管拡張性プロスタグランジン，一酸化窒素（NO），ナトリウム・グルコース共輸送体（SGLT）-2など様々な因子が関与しており，治療も含めてこれまでに数多くの報告がみられています[1,2)]．

　糖尿病状態では，糸球体入口の血管である輸入細動脈と出口の血管である輸出細動脈の両者が拡張します．しかし，輸入細動脈の拡張程度が輸出細動脈より強いため，糸球体内圧が上昇しGFRが増加すると考えられています．また，輸出細動脈は，輸入細動脈と比べてアンジオテンシンⅡに対する反応性が高く，アンジオテンシン変換酵素（ACE）阻害薬やアンジオテンシンⅡ受容体拮抗薬（ARB）は，輸出細動脈を拡張して糸球体内圧を低下させる作用をもつことから，治療薬としても用いられます．

尿細管糸球体フィードバック（TGF）

　尿細管糸球体フィードバック（Tubuloglomerular feedback：TGF）とは，電解質（Cl^-）が上昇してもGFRを一定に保つ調節機構のことです．遠位尿細管の緻密斑は，糸球体で濾過される原尿のCl^-量をモニターしており，原尿量（原尿のCl^-量）が増加したことを緻密斑が感知すると，メサンギウム細胞や輸入細動脈にシグナルが送られ，輸入細動脈が収縮します．この収縮には，血管平滑筋弛緩作用のある，プロスタグランジンや一酸化窒素（NO）の減少が関与していることが知られています．

　正常腎において塩分摂取量が増加した場合，緻密斑が（Na^+）Cl^-量の増加を感知し糸球体輸入細動脈を収縮させることで，糸球体内圧が低下しGFRが一定に保たれます【図A】．

糖尿病腎症で糸球体過剰濾過が顕著となる理由

　他の腎疾患と比べ，糖尿病腎症で著しい糸球体過剰濾過が存在する理由の一つとして，尿細管糸球体フィードバック（TGF）機構の障害が知られています．糖尿病腎症の初期では，高血糖に伴って，近位尿細管のSGLT-2における糖とNaの再吸収が増加することで，遠位尿細管の緻密斑におけるNa供給が減少する結果，輸入細動脈が拡張します．そのため，GFRが増加しているにもかかわらず，緻密斑は原尿量が減少していると感知してしまい，細動脈の自動調節能低下やTGF機構障害が引き起こされると考えられています【図B】．

図 尿細管糸球体フィードバック

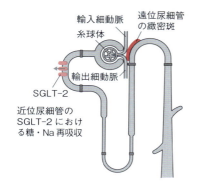
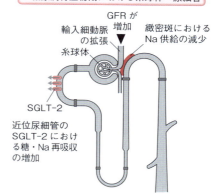

近年，糖尿病治療薬である SGLT-2 阻害薬が，糖尿病腎症初期の糸球体過剰濾過を改善させる可能性があるとの報告もみられます[1]．

参考文献
1) Cherney DZ, et al : Renal hemodynamic effect of sodium-glucose cotransporter 2 inhibition in patients with type 1 diabetes mellitus. *Circulation*, **129** : 587-597, 2014.
2) Tanimoto M, et al : Effect of pioglitazone on the early stage of type 2 diabetic nephropathy in KK/Ta mice. *Metabolism*, **53** : 1473-1479, 2004.

谷本光生　谷本医院

A 糖尿病腎症の初期に糸球体濾過量が増加するのは，高血糖に伴い腎糸球体で主に輸入細動脈が拡張し，糸球体内圧が上昇するためです．

Q42 血液透析導入の基準を教えてください

血液透析とは

　糖尿病腎症が進行して，末期腎不全の状態になると，体内の老廃物や水分を除去することが困難になってきます．血液透析とは，血液ポンプを用いて血液を体外にとり出し，「ダイアライザー」と呼ばれる透析膜を介して血液中の老廃物と水分を除去する腎代替療法の一つです．血液透析には十分な血液量が必要なため，あらかじめ「シャント」と呼ばれる動脈と静脈をつなぎあわせた血液の取り出し口を作る必要があります【図】．

透析導入基準

　日本では，透析導入に関する基準として，平成3（1991）年度厚生科学研究腎不全医療研究事業研究により作成された慢性維持透析療法の導入基準（厚生科研基準）[1]が現在も広く受け入れられています．この基準は血清クレアチニンあるいはクレアチニンクリアランスを用いた腎機能評価と，臨床症状，日常生活障害度などを評価して点数化したものです【付表2】（**161**頁）．しかし，作成当時と比べて，透析導入患者の平均年齢が高くなっていることや糖尿病腎症による透析導入患者が増加していること，透析療法が進歩していることなど，現況は大きく変わっており，透析導入基準の見直しの必要性が指摘されるようになってきました．そこで，2013年に日本透析医学会により血液透析導入のガイドラインが作成されまし

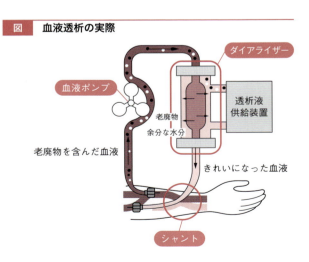

図　血液透析の実際

た[2]．このガイドラインでは，腎機能評価は血清クレアチニン単独で評価すべきでなく，血清クレアチニン値を基にした推算式にて行い，血清クレアチニンやGFRの経時的変化，患者の体格，年齢，性別，栄養状態などを総合的に判断して，血液透析導入時期の判断をするとされています．また，透析導入時期の判断は，十分な保存的治療を行っても進行性に腎機能の悪化を認め，GFR＜15 mL/分/1.73 m^{2}になった時点で必要性が生じ，実際の血液透析の導入は，腎不全症候，日常生活の活動性，栄養状態を総合的に判断し，それらが透析療法以外に回避できないときに決定することがすすめられています．

糖尿病腎症患者の透析導入

　糖尿病腎症患者では，筋肉の代謝低下や末梢神経障害による筋委縮傾向などのため，筋肉でのクレアチニン産生量が低下することが知られています．そのため，正確な腎機能を反映しないことも多く，イヌリンクリアランス試験や24時間蓄尿によるクレアチニンクリアランスなどの実測法により腎機能を評価することが望ましいと考えられています．また，糖尿病腎症患者では，心不全傾向や高度のタンパク尿による浮腫傾向が強いこと，視力障害や末梢神経障害のため日常生活障害度が悪化しやすいことなどから，透析導入時期が早まる傾向にあります．

参考文献
1) 川口良人・他：慢性透析療法の透析導入ガイドライン作成に関する研究．平成3年度厚生科学研究腎不全医療研究事業研究報告書：1992, pp125-132.
2) 秋澤忠男・他：一般社団法人日本透析医学会．維持血液透析ガイドライン 血液透析導入．日透医誌，**46**：1107-1155, 2013.

谷本光生　谷本医院

A

糖尿病腎症患者の血液透析導入は，正確な腎機能評価を行ったうえで，腎不全症候，日常生活の活動性，栄養状態などを総合的に判断し，それらが透析療法以外に回避できないときに決定します．

Q43 糖尿病神経障害で神経細胞はどのように変化しますか？

神経細胞の形態と機能

　糖尿病神経障害による神経細胞の障害・変性について理解をするためには，神経細胞による情報伝達のメカニズムと細胞の生存に関わる諸機能について理解する必要があります．まずは，その形態について学びましょう．【図】に示すように神経細胞は細胞核が存在する細胞体から樹状突起，軸索などの突起が伸びる特徴的な形態をしています．樹状突起は他の神経細胞がシナプスを形成し情報を受け取る部位です．また，細胞体にもシナプスが形成されていますが，細胞体の最も重要な機能は樹状突起や細胞体に生じた興奮・抑制性シナプス後電位を統合することと，軸索小丘で活動電位を発生させる点にあります．細胞体で発生した活動電位は神経終末に向かって軸索を伝導し，神経終末に至ります．軸索は軸索膜を髄鞘によって覆われた有髄線維と髄鞘のない無髄線維に分けられますが，有髄線維では一定間隔で髄鞘が途切れ，細胞膜が露出した部位（ランヴィエ絞輪）を活動電位が跳躍しながら伝導するので，伝導速度が速いことが特長です．活動電位の終着点である神経終末は，わずかな隙

図　正常な神経細胞と糖尿病神経障害を起こした神経細胞

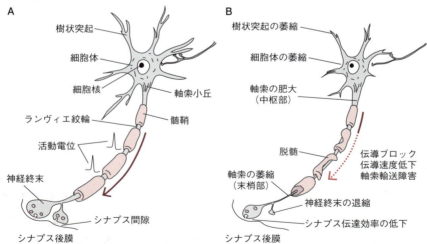

A：正常な神経細胞．樹状突起から細胞体，軸索，神経終末と情報が伝達されていく．
B：糖尿病神経障害を起こした神経細胞．樹状突起や細胞体の萎縮，軸索末梢部の萎縮や脱髄，神経終末の退縮などが生じることによって，興奮伝導障害が生じている．

間（シナプス間隙）を隔てて標的細胞と向かい合い，シナプスと呼ばれる機能的結合を作っています．シナプスにおける情報伝達は神経終末からシナプス間隙に放出される化学物質によって行われます（化学伝達）．

次に，細胞の機能維持について解説します．神経細胞では一般的な細胞と同様，細胞内に存在する細胞小器官で細胞の生存に必要な化学反応や蛋白質の合成が行われます．しかし，神経細胞には細胞体から最大で1メートル以上にも達する長い突起である軸索が存在し，細胞体で合成した蛋白質を神経終末にまで輸送しなければなりません．この長距離輸送を実現しているのが軸索輸送というモーター蛋白を利用した特殊な輸送システムで，細胞体から軸索末端に向かう輸送を巡行性輸送，軸索末端から細胞体に向かう輸送を逆行性輸送と呼びます．

糖尿病性神経障害で神経細胞はどのように変化するのか？

糖尿病神経障害によって神経細胞には多彩な障害が生じますが，そのなかでも末梢神経の軸索はとりわけ大きな影響を受けます．その影響のひとつは脱髄や虚血に起因する伝導速度の低下や伝導ブロックなどの活動電位の伝達障害です．また，それに加えて，軸索輸送障害によって細胞体で合成された蛋白質が軸索の遠位部まで十分に輸送されなくなり，軸索の遠位部が萎縮する一方，輸送を待つ蛋白質が溜まる軸索の近位部は逆に肥大するといった形態学的異常が生じ，慢性期には軸索の変性・脱落が生じます．また，軸索の最末端部である神経終末でもシナプス伝達の異常やシナプスの減少が確認されています．

一方，細胞体や樹状突起にも萎縮が生じ，時に細胞死に至ることが知られています．しかし，運動神経細胞に細胞死が生じるのかという点については統一した見解がなく，現在も議論が続いています．

村松 憲　健康科学大学健康科学部理学療法学科

A 糖尿病神経障害によって主に末梢神経の軸索と神経終末が変性し，活動電位の伝達障害が生じます．同様に樹状突起の萎縮や細胞体の萎縮・細胞死が生じますが，細胞死については議論が残る点もあります．

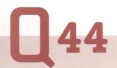

アキレス腱反射はなぜ消失するのですか？

アキレス腱反射とは下腿三頭筋の伸張反射である

　糖尿病性末梢神経障害（DPN）患者において減弱・消失するアキレス腱反射の正体とは，下腿三頭筋の伸張反射です．アキレス腱反射障害を理解するためには，以下に記す伸張反射弓の理解が重要です．打腱器でアキレス腱を叩くと，下腿三頭筋とその内部にある筋紡錘が急激に伸張されます．筋紡錘は筋の長さセンサーであり，急激な伸張が生じると筋紡錘を支配するIa（ワンエー）群求心性線維が興奮します．興奮したIa群求心性線維は脊髄にインパルスを送り，単シナプス性に下腿三頭筋を支配するα運動ニューロン群を興奮させ，下腿三頭筋を収縮させます【図1】．また，γ運動ニューロンは錘内筋線維を支配し，筋紡錘の感度調節をしています．

アキレス腱反射消失の原因はどこにあるのですか？

　たとえば，水道の蛇口をひねっても水が出なくなったとします．水道の不具合の原因について，まず疑うのが，室内の水道設備の故障でしょう．しかし，そこに異常がなければ，よ

図1　伸張刺激によるIa求心性線維の興奮

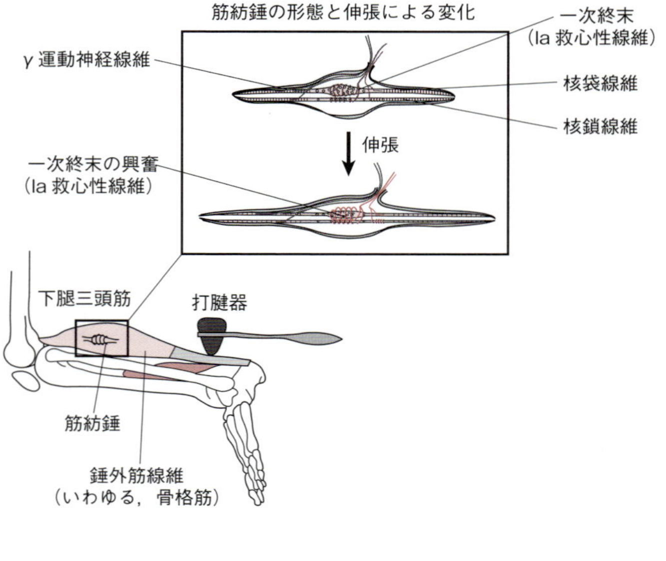

筋紡錘の形態と伸張による変化
γ運動神経線維
一次終末の興奮
（Ia救心性線維）
一次終末
（Ia救心性線維）
核袋線維
核鎖線維
伸張
下腿三頭筋
打腱器
筋紡錘
錘外筋線維
（いわゆる，骨格筋）

図2 伸張反射弓と DPN による障害が疑われている部位

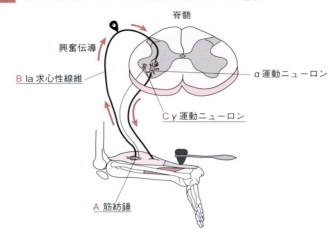

り上流の水道管の破裂，さらには上流の浄水場，もしかすると上流の河川の問題を疑うかもしれません．これは，水道というものが河川から浄水施設，水道管，家庭へと一つの水道網でつながっているため，そのネットワークの最末端である家庭の蛇口はネットワークのどこに不具合が生じても水が出なくなってしまうためです．

さて，我々がアキレス腱反射と呼んでいる現象は伸張反射弓の活動の最終相に生じる下腿三頭筋の筋収縮です．前述した水道網にたとえるなら，下腿三頭筋の筋収縮は家庭蛇口から出る水に相当します．したがって，糖尿病患者の伸張反射弓のどこかに不具合が生じても下腿三頭筋の筋収縮（アキレス腱反射）が消失する可能性があるのですが，現段階で明らかになっているのは Ia 求心性線維【図2B】と筋紡錘【図2A】の変性が生じることと，γ 運動ニューロンの減少【図2C】が生じることです[1,2]．Ia 求心性線維と筋紡錘の変性は筋の長さを検知するセンサー部分の故障であり，γ 運動ニューロンの減少は長さセンサー（筋紡錘）を ON にするスイッチ（感度の維持）がなくなってしまうようなものなのです．

参考文献

1) Swash M, Fox KP : The pathology of the human muscle spindle : effect of denervation. *Neurol Sci*, **22** : 1–24, 1974.
2) Muramatsu K, et al : The size of motoneurons of the gastrocnemius muscle in rats with diabetes. *Neurosci Lett*, **531** : 109–113, 2012.

村松 憲　健康科学大学健康科学部理学療法学科

A　Ia 求心性線維と筋紡錘の変性による伸張反射弓の損傷と，γ 運動ニューロンの減少による筋紡錘の感度低下によって，伸張反射による下腿三頭筋の筋収縮が消失するためである

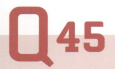

心拍変動係数とは何か教えてください

心拍変動係数とは，自律神経障害を評価する指標である[1,2]

　一見すると規則正しいリズムで拍動しているように見える心臓は，実際には吸気時に増加し，呼気時には減少しています．これは，交感神経と副交感神経の調節によるもので，心拍変動（heart rate variability：HRV）といいます．心電図上で心拍数はR-R間隔を測定することで得られることから，HRVは心電図のR-R間隔1拍ごとの変動から確認できます．つまり，R-R間隔は安静な状態でも一定ではありません．

　心拍変動の解析方法の1つとして，心拍変動係数があります．これは，心電図R-R間隔変動係数（CV_{R-R}）を示しています．CV_{R-R}は連続する100拍のR-R間隔の平均値と標準偏差から以下の式で算出します．

$$CV_{R-R}（\%）＝標準偏差／平均値×100$$

　HRVを測定することで，心血管系の自律神経障害を評価することができます．健康な人では，前述したように交感神経と副交感神経が働いて心拍の変動が生じていますが，自律神経機能が障害を受けている場合は，心拍変動が少なくなり，CV_{R-R}の値は小さくなります．CVR-Rが減少する原因は，交感神経活動の亢進と副交感神経活動の減少によると考えられており，健康な人でも加齢により減少していきます．CV_{R-R}の評価は，虚血性心疾患や心不全，高血圧などの循環器疾患を中心に臨床応用されています．

自律神経障害を有した糖尿病患者では心拍変動係数が低下する

　糖尿病患者の心血管系自律神経障害については，WheelerらのR-R間隔変動の著明な低下の報告後，Ewingらによる評価方法が報告され，世界的な標準法として使用されています【表】[3]．CV_{R-R}は非侵襲的に検査することができ，比較的簡便に定量的な数値を得られる

表　Ewingらの心血管自律神経機能検査

バルサルバ法による心拍変動
起立後の心拍変動（30：15）
深呼吸時の心拍変動
起立時血圧変化
ハンドグリップ時血圧変化

図　健常者と糖尿病患者のCV_{R-R}の比較

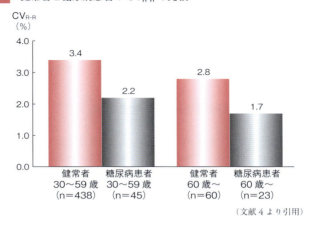

（文献4より引用）

ことから国内で広く用いられています．

　糖尿病患者のCV_{R-R}は健常者と比較して低下していると報告されており【図】[4]，糖尿病患者におけるCV_{R-R}低下は副交感神経である迷走神経の障害によるものであると考えられています．CV_{R-R}の値は年齢や性別ごとの平均値として利用されていますが，国内での基準値はなく，診断や重症度の判断は難しいのが現状です．しかし，糖尿病患者のCV_{R-R}を評価することは，安静時の心拍数上昇よりも早い段階で自覚症状の少ない自律神経障害を発見でき，非常に有用です．

　糖尿病患者の運動処方をする際には，心血管系自律神経障害により心拍数や血圧変化が鈍化しているため，突然死のリスクが高くなります．強度の設定には十分に注意をはらうことが必要です．

参考文献
1) 日本自律神経学会編：自律神経機能検査，第4版，文光堂，2007，pp159-163．
2) 林 博史編：心拍変動の臨床応用─生理的意義，病態評価，予後予測─．医学書院，1999，pp119-122．
3) Ewing DJ, et al：The value of cardiovascular autonomic function tests：10 years experience in diabetes. *Diabetes Care*, **8**：491-498, 1985.
4) 持尾聰一郎，岡 尚省：老年者の糖尿病性ニューロパチー．老化と疾患，**6**：175-183，1993．

荒川聡美　健康科学大学健康科学部理学療法学科

心拍変動係数とは非侵襲的に自律神経障害を評価する指標であり，早期に糖尿病心血管系自律神経障害を発見するのに有用です．

Q46 誘発筋電図について教えてください

電気刺激によって末梢神経を興奮させた結果[1)]

　誘発筋電図にはその発生メカニズムの違いから，H 波，M 波，F 波が存在することが知られています【図 1】．糖尿病との関わりで特に理解しておきたいのは，潜時と呼ばれる，末梢神経を刺激してから筋電図が記録されるまでの時間です．

　潜時とは，電気刺激によって末梢神経に生じた興奮が神経線維を伝導して筋に到達・興奮を生じさせるまでの時間であるため，神経伝導速度を色濃く反映します．先に述べた 3 種類の誘発筋電図の潜時は H 波：約 30 ミリ秒，M 波：数ミリ秒，F 波：約 30 ミリ秒と，各々潜時が異なります【図 2】が，それは図 1 に示すように各々興奮が伝導する経路（距離）が異なるためです．

糖尿病患者では F 波潜時が臨床応用されている

　DPN による神経伝導速度の低下は興奮の伝導時間を延長させ誘発筋電図潜時の延長を起こすため，DPN の診断に応用されていますが，H 波は一部の研究目的の利用を除いて，診

図 1　発生メカニズムの違い

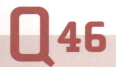

a. H 波　　　　b. M 波　　　　c. F 波

a：H 波：①神経の電気刺激によって，② Ia 求心性線維から脊髄前角細胞に伝導して，③さらに α 線維を伝導し，④錘外筋が興奮して H 波が記録される．
b：M 波：①神経の電気刺激によって，脊髄を介さず② α 線維を伝導して，④錘外筋が興奮して M 波が記録される．
c：F 波：①神経の電気刺激によって，α 線維を②脊髄方向に伝導し，脊髄前角細胞に達した後に，再び α 線維を筋に向かい，④錘外筋が興奮して F 波が記録される．
このことから，H 波と F 波の伝導距離はほとんど同じになる．

図2 潜時の違い

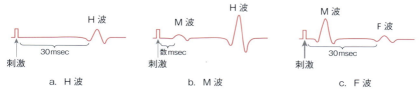

b に示すように M 波の潜時は数 msec であるが，a，c に示すように H 波と F 波の潜時は 30 msec でほぼ同じ．

断に用いられることはありません．というのも，H 波を安定して記録できるのは下腿三頭筋と橈側手根屈筋に限られることと，DPN によって障害を受けやすい伸張反射弓を興奮伝導路とするため糖尿病患者では H 波が記録できないことがしばしばあるからです．F 波と M 波は伝導路がほぼ運動神経線維に限られていることから，糖尿病患者のほとんどの上下肢の筋から記録することができます．しかし，図2で示す M 波と F 波を比べるとわかるように，M 波の潜時は刺激部位から筋に至る極短い間の興奮伝導時間を反映している一方，F 波潜時は運動神経線維全体の興奮伝導時間を反映しています．そのため，F 波潜時は M 波潜時に比べて神経伝導速度低下を感度高く検出することができるため，DPN 診断には F 波潜時が最もよく用いられています．特に脛骨神経 F 波潜時は早期から延長するため，無症候性 DPN 患者においても有用であり，糖尿病患者の 2/3 で延長するとされています[2]．

参考文献
1) 藤原哲司：筋電図・誘発電位マニュアル　第4版，金芳堂，2004，pp90-102．
2) Baba M, Ozaki I：Electrophysiological changes in diabetic neuropathy: from subclinical alterations to disabling abnormalities. *Arch Physiol Biochem*, **109**:234-240, 2001.

荒川聡美　健康科学大学健康科学部理学療法学科

末梢神経障害の評価には神経伝導検査が用いられ，その中でも糖尿病患者においては運動神経線維全体の伝導時間を反映する誘発筋電図検査の F 波潜時が用いられます．

Q47 糖尿病性ケトアシドーシスの発症メカニズムを教えてください

糖尿病性ケトアシドーシス（Diabetic ketoacidosis；DKA）は，糖尿病患者にみられる急性合併症のひとつであり，高血糖，高ケトン血症，高遊離脂肪酸血症，代謝性アシドーシス，脱水がみられ，進行すると昏睡状態となることが特徴です．DKA はインスリン分泌能の低下している 1 型糖尿病患者でみられることが多い合併症であり，1 型糖尿病発症時や何らかの原因でインスリン注射を中断してしまったとき，感染によりインスリン抵抗性やインスリン拮抗ホルモン（血糖値を上昇させるホルモン）が亢進しているときなどに発症します．また，近年では 2 型糖尿病患者でも，清涼飲料水を多飲することで高血糖を招いて発症する場合があります（ペットボトル症候群）．

そのメカニズム【図】には，極度のインスリン欠乏とインスリン拮抗ホルモンの増加によりインスリン作用不足に陥った体内が高血糖であるにもかかわらず，「エネルギー不足だ！」と勘違いすることで起こる様々な代謝異常が関わっています．

筋組織や脂肪組織，肝臓の細胞では，GLUT4 という糖輸送体を介して細胞内に糖を取り込みます．GLUT4 はインスリンが作用しないと細胞膜に隠れてしまうため，インスリンが欠乏すれば，これらの組織は糖を細胞内に取り込むことができません．極度のインスリン欠乏とインスリン拮抗ホルモンの増加は，インスリン作用不全を引き起こし，高血糖状態であるにもかかわらず，組織は糖を細胞内に取り込むことができないため，「エネルギー不足だ！」という勘違いを引き起こします．そして，①糖を生成するための機構（グリコーゲン分解の亢進と糖新生）と，②糖の代わりになるエネルギー源を生み出す機構が働きます．

①【図A】では，まず肝臓で備蓄されていたグリコーゲンを分解して血中に糖を放出します．さらに，脂肪組織や筋組織ではそれぞれ脂肪分解と蛋白分解が生じます．脂肪は分解されて，グリセロールと脂肪酸になり，筋蛋白はアミノ酸に分解されます．こうしてできたグリセロールとアミノ酸は，肝臓に運ばれて糖新生の材料となります．グリコーゲンの分解と糖新生により血糖値はさらに上昇し，血漿浸透圧が亢進することで脱水を招きます．

②【図B】については，インスリン作用不足に陥った体内において血液中の糖を代謝できなくなるため，それに代わるエネルギー源として，脂肪を分解します．脂肪はグリセロールと脂肪酸になり，グリセロールは糖新生の材料になることは説明しました．一方，脂肪酸は血漿中のアルブミンと結合して遊離脂肪酸となり，血流にのって筋組織や肝臓に運ばれてエネルギー源として代謝されますが，肝臓では遊離脂肪酸が代謝される過程でケトン体という酸性の副産物が生成されます．このケトン体は，筋組織，腎臓ではエネルギー源として再利用されますが，処理しきれなくなったケトン体は血中や尿中に増加し，高ケトン体血症をきたします．ケトン体は酸性物質であるため，体内の酸塩基平衡は酸性に傾き，進行すると血圧低下からのショック状態や昏睡を引き起こす代謝性アシドーシスとなります．また，ケトン体の一つであるアセトンは，他のケトン体とは異なりエネルギー源として再利用できな

図 DKA のメカニズム

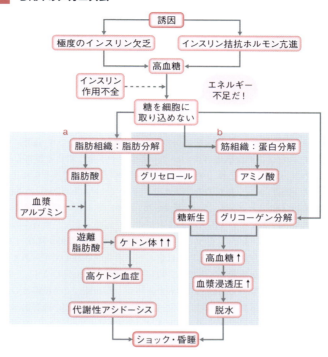

い性質上，尿中や呼気中に排出され，いわゆるアセトン臭とよばれる特徴的な臭い（甘酸っぱい）を発します．

参考文献
1) 羽田勝計・他編：糖尿病最新の治療 2016-2018．南江堂，2016，pp171-174．
2) 久富昭孝：1．ケトアシドーシス．日内学誌，**93**：1506-1512，2004．
3) 医療情報科学研究所編：病気がみえる vol.3 糖尿病・代謝・内分泌，第2版，メディックメディア，2009，pp42-45．

海鋒有希子　聖マリアンナ医科大学東横病院リハビリテーション室

A インスリンの極端な減少とインスリン拮抗ホルモンの増加により引き起こされる様々な代謝異常の結果，高血糖の進行による脱水とケトン体蓄積に伴う代謝性アシドーシスを招く病態です．

Q48 高血糖高浸透圧症候群の発症メカニズムを教えてください

　高血糖高浸透圧症候群（hyperglycemic hyperosmolar syndrome：HHS）とは，著しい高血糖と浸透圧利尿に伴う高度の脱水，高血糖と脱水に基づく高浸透圧血症を特徴とした糖尿病性ケトアシドーシス（DKA）と並ぶ糖尿病の急性合併症のひとつです【図】．インスリン分泌が比較的保たれた2型糖尿病患者において，感染症や手術，脳血管障害などによるストレスや，高カロリー輸液・ステロイドホルモン・利尿剤の投与が誘因となり発症します．

　このような誘因により，相対的なインスリン不足（インスリン分泌はある程度保たれているものの，血糖値に見合ったインスリンを供給できない状態）とインスリン拮抗ホルモンの亢進が生じ，高血糖を呈することがHHSの始まりです．高血糖となり，血液中の糖濃度が高くなり過ぎると（血漿浸透圧上昇），腎臓で生成される原尿に多量の糖が排出（濾過）されます．通常，原尿中の糖は，尿細管を通る際にほとんどが再吸収されますが，あまりにも血糖値が高いと再吸収できる閾値を超えてしまい，原尿中の糖濃度が上昇します．一方で，尿細管では原尿から水とナトリウムの再吸収も行われますが，高血糖により糖濃度の高くなった原尿では浸透圧も高値となるため，相対的に浸透圧の低い尿細管周囲の血管内への水やナトリウムの再吸収が減少し，その結果多尿となります（浸透圧利尿）．そして，循環血液量が減少することで脱水となり，脱水により血液が濃縮されるため，さらに血糖値は上昇するという病態です．脱水→高血糖→脱水…の負の連鎖により，高度脱水を呈して昏睡となることもあります．とくに高齢者の場合，視床下部にある口渇中枢の機能が低下しているため，高血糖により血漿浸透圧が上昇しても飲水行動が起こりにくくなることや，加齢による潜在性の腎機能低下が存在することで，尿細管における水とナトリウムの再吸収が減少するなど，脱水が進行しやすく，病態悪化を招くと考えられています．脱水が重症化すれば，ショックや腎不全により死亡するケースもあることから，DKAよりも予後が不良であるとの見方もあります．

　HHSでは，DKAと比較して高血糖や浸透圧利尿による脱水は顕著ですが，高ケトン血症や代謝性アシドーシスは認めない，もしくは軽度にとどまるとされています．その理由としては第一に，HHSではインスリン分泌が比較的保たれており，高血糖を抑制するには不十分なインスリン量ではあるものの，高ケトン血症や代謝性アシドーシスを発症しない（脂肪分解が進行しない）程度にはインスリンが分泌されているためであると考えられています．さらに，高浸透圧血症では脂肪分解を低下させる作用があることや，インスリン拮抗ホルモンの増加がDKAに比べて顕著ではないことも理由であるといわれています．

Ⅲ ── 合併症

図　HHSのメカニズム

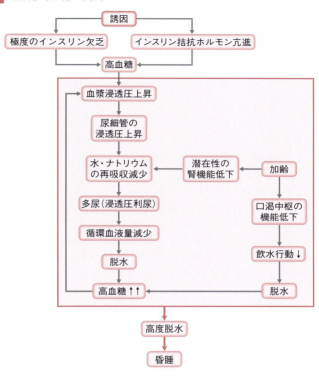

参考文献
1) 羽田勝計・他編：糖尿病最新の治療 2016-2018. 南江堂, 2016, pp175-176.
2) 藤本 啓：高血糖高浸透圧症候群（HHS）の病態と治療. プラクティス, **30**：305-309, 2013.

Ⅲ　合併症

海鋒有希子　聖マリアンナ医科大学東横病院リハビリテーション室

相対的なインスリン不足とインスリン拮抗ホルモンの亢進による著しい高血糖と，それにより起こる血漿浸透圧の上昇および浸透圧利尿による高度な脱水に起因した，様々な程度の意識障害を呈する病態です．

Q49 糖尿病はなぜ傷が治りにくいのか教えてください

誘発筋電図の伝導経路の違い[1]

　我々糖尿病内科医は感染症で入院された患者に対し，しばしば血糖管理のコンサルテーションを受けることがあります．なぜ，血糖管理が良くないと問題なのかを説明していきます．

　糖尿病の患者は傷が治りにくい（易感染性）といわれる原因は，高血糖による好中球の機能不全と，合併症を伴った末梢循環障害，末梢神経障害，自律神経障害，栄養障害等多くの因子が関与していると考えられます．どの因子が重要かは未だ明らかではありませんが，過去の研究では糖尿病患者では好中球の遊走能（異物の方に向かっていく能力）・接着能（血管壁に粘着して異物に接着する能力），貪食能（異物を取り込む能力），殺菌能（異物を処理する能力）がいずれも低下しており[1]，特に血糖値が 250 mg/dL を越えると急速に悪化すると報告されています[2]．

　また，一方で糖尿病を長期に合併を有している場合，感染による危険度はさらに高まると考えられます．その原因となる主な合併症は血管障害です．細小血管障害および大血管障害を合併していると，血管が狭窄または閉塞し末梢循環血流量が減少することで様々な疾患を生じます．特に，感染症では末梢循環血流量が減少することで局所が低酸素状態になりやすくなります．そのため，嫌気性菌等，あまり酸素を好まない菌の繁殖を助長し，血流障害のため白血球や抗菌剤の移行もしにくくなると考えられます．また，その他の要素として糖尿病神経障害があります．普通は足に傷があり痛ければ洗ったり薬をつけたりして，改善しなければ病院を受診します．しかし，糖尿病神経障害は主に感覚障害と自律神経障害がメインにあり，知覚低下により創傷や感染に気付きにくくなります．また，同じ部位が接触を繰り返し，擦れたとしても痛みを感じない患者もいます．自律神経障害によって発汗低下を生じると皮膚の摩擦増大となり足の受傷を起こしやすく，動静脈シャントの形成を介して皮膚表層の血流低下を起こし組織壊死の原因となります[3]．糖尿病網膜症等で視力の低下を認めれば受傷の危険性が高まります．結果として創部や感染創の拡大の原因となります．糖尿病足壊疽は糖尿病の様々な合併症が原因で起こってくる合併症の集大成のように捉えてもよいかもしれません．感染症を合併しやすい糖尿病患者は長期罹患例，血糖コントロール不良例，血管合併症進行例（特に神経障害）のほかに高齢者，透析，肝硬変，低栄養の症例です．

　では，どのくらいの血糖管理にしたら感染症治療に利益があるでしょうか？　重症感染症の入院患者では一つコンセンサスが得られています．NICE-SUGAR（Normoglycemia in Intensive Care Evaluation-Survival Using Glucose Algorithm Regulation）Study は 4 カ国 42 施設で ICU 治療が 3 日以上必要と考えられた外科系（37％），内科系（63％），計 6,104 人の重症患者を対象にしたランダム化比較試験（Randomized Controlled Trial：RCT）です．それ

によると厳格な血糖の管理は重症低血糖と合併症の増加が問題となりました．それをふまえたうえで，米国糖尿病学会（American Diabetes Association：ADA）と米国内分泌臨床学会（American Association of Clinical Endocrinologists：AACE）は入院患者の血糖コントロールに関しての合同コンセンサスステートメント（2009年）を出しています．重症感染症においても通常の血糖コントロール目標を140~180 mg/dLとしています[4]．

感染症は糖尿病患者の死因の第3位になっています[5]．糖尿病合併の感染症は早期発見，早期治療ですので，足病変を見つけたら速やかに形成外科や皮膚科（創部の治療，手術），糖尿病内科（血糖管理），循環器内科（閉塞性動脈硬化症等，大血管障害の治療）などのある医療機関の受診を勧めます．

参考文献

1) Delamaire, M, et al : Impaired leucocyte functions in diabetic patients. *Diabet Med*, **14** : 29-34, 1997.
2) Bagdade, J H, et al : Impaired leucocyte functions with poorly controlled diabetes. *Diabetes*, **23** : 9-15. 1974.
3) Bowker, J H, Pfeifer, M A : Levin and O'Neak's The diabetic foot. 7 th eds, Mosby, 2008.
4) Finfer, S, et al : Intensive versus conventional glucose control in critically ill patients. *N Engl J Med*, **360** : 1283-1297, 2009.
5) 堀田 饒・他：アンケート調査による日本人糖尿病の死因 1991~2000年の10年間，18,385名での検討．糖尿病，**50**：47-61，2007.

杉本大介　順天堂大学大学院医学研究科代謝内分泌内科学

A

糖尿病の患者は傷が治りにくい（易感染性）といわれる原因は，高血糖による好中球の機能不全と，合併症を伴った末梢循環障害，末梢神経障害，自律神経障害，栄養障害等多くの因子が関与して起こっています．

Q50 周術期はなぜ血糖が高くなるのか教えてください

周術期は手術侵襲そのものによりインスリン抵抗性が増大し血糖が高くなる

2型糖尿病とストレス性高血糖（外科的糖尿病）の発生機序には類似点もありますが，根本的には異なります．2型糖尿病ではインスリン抵抗性と膵β細胞からのインスリン分泌低下の組み合わせによって高血糖が起こります．ストレス性高血糖はインスリン拮抗ホルモン（カテコラミン，成長ホルモン，コルチゾールなど）とサイトカインのあいだに複雑な相互作用が発生し，その結果として肝臓におけるブドウ糖生成量が過剰となるとともに末梢組織のインスリン抵抗性が上昇することが原因です【図】[1]．この非常に複雑な相互作用は経過とともに大きく変化します．

肝から放出されるブドウ糖は主に糖新生によって作られ，一部はグリコーゲン分解によって生成されます．TNFαはグルカゴン生成を刺激する作用を介して糖新生を促進する可能性があります．末梢組織（骨格筋）のインスリン抵抗性が増大すると，骨格筋および脂肪細胞がブドウ糖を吸収することができなくなります．GLUT4のインスリン信号伝達およびダウンレギュレーションが変化すると，このような現象が起こります．またストレス下では，末梢組織のインスリン抵抗性と異なり，肝のインスリン抵抗性にはあまり変化は生じません（図）[1]．

周術期にはブドウ糖再吸収が増加したり腎におけるブドウ糖排泄が低下することがわかっていて，これが高血糖の一因であると考えられています．しかし，術後高血糖の最も大きな誘因は手術侵襲そのものであり，手術侵襲によってサイトカインやインスリン拮抗ホルモンが引き金となりインスリン抵抗性が増大し，血糖値が上昇します．インスリン抵抗性増大の程度は，手術侵襲の規模や続いた時間の長さに左右され，術前および術中にすでにインスリン抵抗性が存在すると，糖尿病の有無や程度に関わらず，心臓手術および腹部大手術後の合併症発生リスクが上昇することが知られています．腹部大手術を受ける非糖尿病患者では，術前にブドウ糖を投与すると血糖値が低下しインスリン抵抗性が減弱することが明らかにされています．反対に，術後にブドウ糖を含む輸液製剤を投与すると，ブドウ糖非含有晶質液を使用した場合よりも血糖値が高くなります．糖尿病患者では，周術期におけるインスリン抵抗性の程度は，術前血糖管理の良否によって決まることがわかっています．術中にインスリン抵抗性を減弱させれば，大手術後の合併症発生率が低下する可能性があります．したがって，術前のブドウ糖投与（可能であれば炭水化物の経口投与，無理ならブドウ糖含有製剤の経静脈投与）を行い，大手術後当日はブドウ糖含有製剤の輸液を行わないという方法が望ましいとされます．また手術中の輸液は麻酔科による管理になりますが，手術中に糖を与えた群と与えなかった群で蛋白合成・分解をみた報告では血糖値が高くても糖を与えた群では糖新生が少なかった[2]という報告があり，術中の糖の投与は血糖値を上昇させるだけでなく

Ⅲ ― 合併症

図 ストレス下における高血糖の模式図

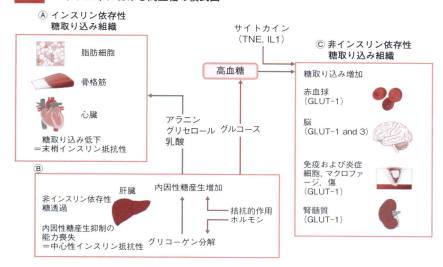

一部は利用され，蛋白の異化を防いでいると考えられています．そのため術中にストレスによる影響以上の血糖上昇がもたらされない程度の糖を投与することは生体にとって有利に働くと考えられます．ただし血糖値の正確なコントロールが予後に大きな差をもたらすという報告[3]もあり，血糖値を必要以上に上げるようなブドウ糖投与は控えたほうがよいと考えられます．

また低体温，多量の出血，長時間の術前絶食および長期のベッド上安静を回避すると周術期のインスリン抵抗性増強を防ぐうえで相乗効果を得ることができます．

参考文献
1) Lena D, et al : Glycemic Control in the Intensive Care Unit and during the Postoperative Period. *Anesthesiology*, **44** : 438–444, 2011.
2) Lattermann R, et al : Perioperative Glucose Infusion and the Catabolic Response to Surgery: The Effect of Epidural Block. *Anesth Analg*, **96** : 555–562, 2003.
3) Schricker T, et al : Intraoperative protein sparing with glucose. *J Appl Physiol*, **99** : 898–901, 2005.

古川康彦　順天堂大学医学部附属静岡病院糖尿病・内分泌内科

A 周術期は手術そのもののストレスによって血糖値が上昇します．術後の合併症を避けるためには術前から血糖管理をし，術中・術後も含めて適切な輸液管理および栄養管理を施行することが大事です．

Q51 糖尿病と骨粗鬆症の関係を教えてください

骨粗鬆症とは？

骨粗鬆症は「骨強度の低下を特徴とする骨折リスクが増大しやすくなる骨格疾患」です．簡単にいうと，骨がもろくなり，ちょっとした外力でも骨折しやすくなった状態です．骨強度は「骨密度」と「骨質」の要素から成り立ちます【図1】．骨密度とは，一定体積当たりの石灰化質の量です．骨質とは，骨密度以外の骨強度を規定する因子のすべてです．

わかりやすくするために，骨を鉄筋コンクリートに例えます．骨密度で測られているカルシウムはコンクリートに相当します．骨質に関わるコラーゲンなどのタンパク質は鉄筋に相当します．もちろんコンクリートの質が悪くても強度が下がりますし，鉄筋の数が少ない場合や錆びていても強度は下がることになります．つまり一般的に骨粗鬆症の診断で用いられている骨密度だけが骨強度のすべてではなく，骨粗鬆症の病態には骨質も関連していると考えられます．

糖尿病患者の骨粗鬆症の特徴は？

2型糖尿病では非糖尿病患者に比べて骨密度が保たれているといわれています[1]．これは体重が多いほど骨には力学的負荷がかかることで，骨密度は増加するためと考えられます．しかし，骨折の発生率は非糖尿病患者と比べて約1.4倍とされ，これは骨密度が保たれているにもかかわらず骨折しやすい状況にあり，骨密度で推定される以上に骨折リスクが高いことが2型糖尿病患者の特徴です．すなわち，骨密度と骨折リスクの関連を認めないことから骨質の低下により骨強度が低下していると考えられています．一方，1型糖尿病患者では

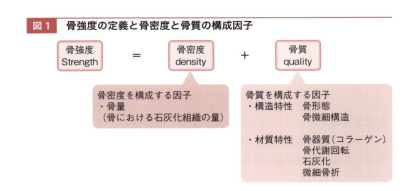

図1 骨強度の定義と骨密度と骨質の構成因子

図2 糖尿病における骨強度低下の機序

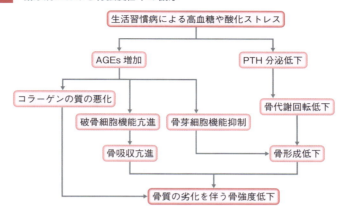

骨質の低下に加えて，骨密度の低下も認めていることが特徴です[1]．

糖尿病患者はなぜ骨強度が低下するのか？

　糖尿病では，高血糖による終末糖化産物（advanced glycation end products；AGEs）の増加や，骨代謝回転の低下により骨質の低下が引き起こされます[2,3]．AGEsはコラーゲンの強度を低下させ骨を陶器のようにもろくしてしまいます[2]．また2型糖尿病患者では非糖尿病患者より副甲状腺ホルモン（parathyroid hormone；PTH）が低く，骨代謝回転の低下が存在しています[3]．加えて1型糖尿病患者では，骨芽細胞増殖因子でもあるインスリンの絶対的欠乏により骨密度が低下し，骨量が低下します【図2】．

参考文献

1) Vestergaard P : Discrepancies in bone mineral density and fracture risk in patients with type 1 and 2 diabetes—a meta-analysis. *Osteoporosis Int*, **18** : 427-444, 2007.
2) Saito M, et al : Raloxifene ameliorates detrimental enzymatic collagen cross-links and bone strength in rabbits with hyperhomocysteinemia. *Osteoporosis Int*, **21** : 655-666, 2010.
3) Yamamoto M, et al : Decreased PTH levels accompanied by low bone formation are associated with vertebral fractures in postmenopausal woman with type 2 diabetes. *J Clin Endocrinol Metab*, **97** : 1277-1284, 2012.

金子敬弘　けいゆう病院リハビリテーション科

糖尿病の1型・2型といった病型に関わらず，骨質の低下により骨脆弱性の亢進を認めることが糖尿病患者の骨粗鬆症の特徴であり，骨粗鬆症は糖尿病の合併症です．

Q52 糖尿病患者とフレイルの関連について教えてください

糖尿病患者とフレイルとの関連とは何ですか？

フレイルとは，Fried らにより「要介護になる前の段階であって，体重減少や易疲労感，筋力低下，歩行速度低下，活動性低下の5項目中3項目以上当てはまる場合をいう」と定義されたものです【付表3】（161頁）[1,2]．最近では，高齢期に生理的予備能が低下することでストレスに対する脆弱性が亢進し，生活機能障害，要介護状態，死亡などの転帰に陥りやすい状態で，筋力低下により動作の俊敏性が失われて転倒しやすくなるような身体的問題のみならず，認知機能障害やうつなどの精神・心理的問題，独居や経済的困窮などの社会的問題を含む概念として知られています[3]．このフレイルは低栄養とサルコペニア[4]を含む概念であるため，両者がフレイルサイクル【図】という悪循環を形成すると考えられています．

糖尿病患者は糖尿病でない人と比べてフレイルを生じやすいことが特徴です[5]．糖尿病患者は，インスリンの分泌不全やインスリン抵抗性による骨格筋の合成低下や糖尿病性神経障害などによって，糖尿病でない人と比べて筋力低下を生じやすいといわれています[6,7]．そのため，歩行速度の低下を生じやすく，基本的日常生活動作（BADL）や手段的日常生活動作（IADL）が阻害されやすいため，フレイルを生じやすいのです[7,8]．糖尿病患者の中でも血糖コントロールを悪化させる者ほどフレイルをきたしやすく，フレイルを合併した者は生命予後も悪化しやすいことが明らかになっています[7,9]．

糖尿病患者の治療方針を検討するうえでフレイルの考え方が有用であり，また，糖尿病患者の治療である運動療法や食事療法，薬物療法は，フレイルに対する予防策として大変有効です．

運動療法の内容は，有酸素運動だけでなく，特に高齢者ではレジスタンストレーニングにより筋力強化を図ることが勧められています．また，バランストレーニングを組み合わせて行うことで，さらなる移動能力やADLを改善させ，これが転倒予防につながります[5]．フレイルを生じた場合でも，重症度による改善の差はありますが，運動療法の効果が期待されます．そして，単に運動療法を行うだけでなく，健康づくりや体力づくりにつなげることで社会参加を促進し，QOLの維持向上を図ることが運動療法の大きな目標です．

食事療法では，体重減少を認める方に対しては，その原因を精査し，エネルギー量を確保する手段を検討する必要があります．また，高齢者は，栄養が過不足する場合や糖質摂取が多くなる場合，蛋白質摂取が不足する場合など食事の内容に個人差を大きく認めることが特徴であるため，その詳細な把握が必要です[6]．蛋白質摂取に関しては，糖尿病性腎症を合併している場合には，個人に応じた摂取量の設定が必要となります．

薬物療法では，糖尿病治療薬の作用で低血糖や体重減少により，フレイルを生じさせることや悪化させないように配慮することが必要です．特に低血糖は認知機能低下や転倒，うつ

Ⅲ ─ 合併症

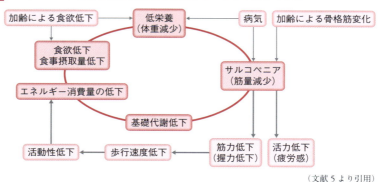

図 サルコペニアと低栄養は悪循環を形成する―フレイルサイクル

(文献5より引用)

症状の増悪などのリスクがあるため[10]注意が必要です．インスリン薬やスルホニル尿素（SU）薬など低血糖リスクがある薬剤や GLP-1 受容体作動薬や SGLT2 阻害薬など体重減少作用がある薬剤の使用に関しては，個々の患者の状態把握とともに食事や運動療法の状況をみて検討する必要があります[10]．

参考文献

1) Fried LP, et al : Cardiovascular Health Study Collaborative Research Group: Frailty in older adults: evidence for a phenotype. *J Gerontol A Biol Sci Med Sci*. **56** : 146-156, 2001.
2) 吉田貞夫：フレイルティ（フレイル）とはなんですか？ *Nutrition Care*, **7** : 36-37, 2014.
3) 一般社団法人日本老年医学会：フレイルに関する日本老年医学会からのステートメント ,2014.
4) Cruz-Jentoft AJ, Baeyens JP, et al : Sarcopenia : European consensus on definition and diagnosis: Report of the European Working Group on Sarcopenia in Older People. *Age Ageing*, **39** : 412-423, 2010.
5) 荒木　厚：フレイルをふまえた高齢者糖尿病の診断．プラクティス，**32** : 34-39, 2015.
6) 梅垣宏行：高齢者糖尿病の食事・運動療法の進歩．*Geriatric Medicine*, **53** : 457-460, 2015.
7) kalyani RR, et al : Hyperglycemia and incidence of frailty and lower extremity mobility limitations in older women. *J Am Geriatr Soc*, **60** : 1701-1707, 2012.
8) Worh E, et al : Diabetes and risk of physical disability in adults: a systematic review and meta-analysis. *Lancet Diabetes Endocrinol*, **1** : 106-114,2013.
9) Hubbard RE, et al : Comparison of the prognostic importance of diagnosed diabetes, comorbidity and fraity in older people. *Diabet Med*, **27(5)** : 603-606,2010.
10) 荒木　厚：高齢者における低血糖の問題点とその対策．プラクティス，**31** : 61-68, 2014.

村野　勇　土浦協同病院リハビリテーション部

A 専門知識を有する多職種による包括的な支援が必要な糖尿病患者の治療方針（予防策）を検討するうえで，フレイルの考え方も有用です．

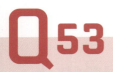

糖尿病と認知症の関係を教えてください

糖尿病患者は認知症を発症しやすい

糖尿病患者は健常人に比べて認知症が多く，約1/5に認知機能障害が存在します．糖尿病に関連する認知症の種類には，神経を死滅させ緩徐に発症するアルツハイマー病（Alzheimer's disease；AD）と血管が損傷し急速に発症する血管性認知症（vascular dementia；VaD）があり，糖尿病患者では中年期〜高齢期をとおして両方のリスクが報告されています．わが国の近年のメタ解析（多くの研究の結果をまとめた分析）では，糖尿病患者の認知症の相対危険度は，ADが1.5〜2倍，VaDが約2〜3倍と報告され，耐糖能障害でもADの発症は1.6倍と注意が必要です．

糖尿病と認知症のメカニズム

脳は最も多くの糖を利用する臓器であり，インスリンは体から脳血液関門（BBB）を通過して脳へ伝達されます．BBBは，体から脳血管や神経細胞へ有害な物質が入らないように選択的に働く門番です．BBBを通ったインスリンと脳のインスリン受容体が結合することにより，脳細胞内への糖の取り込みや，糖合成を開始させるシグナル伝達が始まります．脳のインスリン受容体は中枢神経系に豊富に存在し，特に臭球，海馬，扁桃体など記憶や学習に関与する部位に多いです．

認知機能障害は他の生活習慣病の合併や遺伝的素因と合わさって起こります【図】[2]．

① **動脈硬化病変を基盤とする脳血管病変の進展**：高血糖に伴う血管の動脈硬化は，病的な血管新生や神経血管のリモデリングを生じ，脳血管障害の原因となります．

② **糖化終末産物の産生**：高血糖状態は体内の蛋白質に糖が結びつきAGE（糖化終末産物）を生成します．AGEは，脳の門番のBBBに炎症を生じ，機能低下にします．門番の機能障害により有害物質が脳に入り脳神経細胞を変性させ，認知機能に影響します．

③ **高インスリンによるアミロイド代謝の障害**：βアミロイド蛋白質（Aβ）の蓄積すると脳細胞を圧迫して脳が萎縮します．Aβを分解する手段はインスリン分解酵素（IDE）の活躍です．しかし脳内のインスリンが多いとIDEはインスリンの分解を優先するためAβの蓄積が進行します．

④ **低血糖による栄養不足**：脳の神経細胞に障害を生じ，脳の細血管に酸化ストレスをもたらします．

| 図 | 認知症の発症機序（文献2より一部改変）

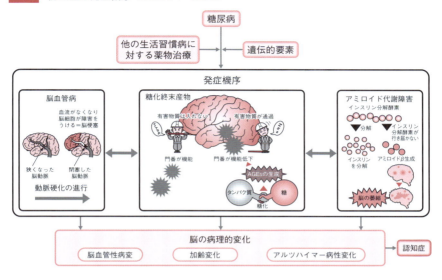

運動療法による認知症改善効果

　歩行やレジスタンス運動による認知機能改善効果[3]や余暇時・仕事中の身体活動がAD発症リスクを0.2倍に下げる[4]など，インスリン抵抗性の改善を目的とした運動療法は認知機能改善への可能性が示唆されています．

参考文献
1) Ohara T, et al : Glucose tolerance status and risk of dementia in the community : the Hisayama Study. *Neurology*, **77** : 1126-1134, 2011.
2) Ergul A, et al : Cerebrovascular Complications of Diabetes : Focus on Stroke. *Endocr Metab Immune Disord Drug Targets*, **12** : 148-158, 2012.
3) Aarsland D : Alzheirner's Society Systematic Review group : Is physical activity a potential preventive factor for vascular dementia? ; A systematic review. *Aging Ment Health*, **14** : 386-395, 2010.
4) Lautenschlager NT, et al : Effect of physical activity on cognitive function in older adults at risk for Alzheimer disease: a randomized trial. *JAMA*, **300** : 1027-1037, 2008.

Ⅲ　合併症

池永千寿子　製鉄記念八幡病院リハビリテーション部

A 糖尿病患者・耐糖能異常患者は認知症を発症しやすく，インスリン抵抗性の改善が必要です．運動療法は認知症改善の可能性を有しており，継続できる運動処方・指導が必要です．

IV. 運動療法

Q54 運動の急性効果,慢性効果について教えてください

　糖尿病治療における運動の急性効果とは,運動に伴い起こる即時的な血糖降下作用のことです.運動の慢性効果とは,継続的な運動によるインスリン作用の改善に伴う血糖降下作用のことです.糖尿病治療における運動療法の効果は急性効果と慢性効果に分けられ,それぞれ別のものと捉えられます.

運動の急性効果

　血糖の利用組織は主に脳,筋,肝臓があげられ,なかでも骨格筋は最大の血糖取り込み器官です.血糖を血液から筋細胞内へ運ぶ役割を GLUT4(Glucose Transporter:GLUT)という分子が担います.この GLUT4 は筋細胞内に存在し,通常インスリンの作用により細胞膜表面に移動(トランスロケーション)することで,細胞内への血糖取り込みを促進します【図1左部分】.

　運動は,インスリンを必要とせずに GLUT4 を細胞膜表面へ移動させ,血糖を細胞内へ取り込むことで血糖を下げることができます.この即時的な血糖降下作用のことを運動の急性効果といいます【図1右部分】[1].運動による即時的な血糖降下作用は運動中に最も顕著に起こり,運動後も30分程度続きます[2].また食後の血糖上昇のピークは個人により異なるため,CGM(Continuous Glucose Monitoring;持続血糖モニタリング)の結果から食後血糖値のピーク時間を知り,運動実施時間帯を考慮することも重要です.

図1　運動による血糖降下作用のメカニズム(文献1)

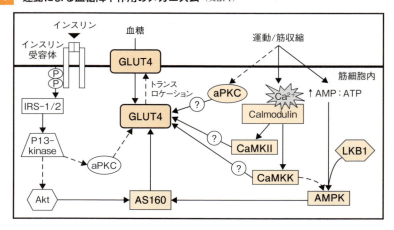

図2 運動の急性効果と慢性効果

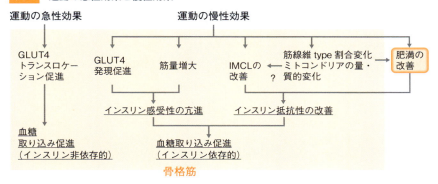

運動の慢性効果

　日本では生活習慣の欧米化により引き起こされたインスリン作用不足によって、慢性的な高血糖状態となっている糖尿病患者が多いことが知られています。運動の慢性効果とは、身体組織の変化によりインスリン作用が改善し、血糖取り込みが促進されることです（インスリン感受性の亢進／インスリン抵抗性の改善）。

　継続的な運動によってGLUT4発現量の増加や骨格筋量の増大が生じます。それにより、インスリン作用の改善が期待できます（インスリン感受性の亢進）。また、脂肪が筋細胞内に蓄積した状態である骨格筋細胞内脂質（Intramyocellular Lipid：IMCL）やミトコンドリアの量・質的低下、肥満の存在がインスリン作用を悪くします。しかしながら、継続的な運動により骨格筋細胞内脂質の改善や遅筋線維割合の増加に伴うミトコンドリアの量的改善、質的改善、肥満の改善が生じます。それにより、悪くなったインスリン作用の改善が期待できます（インスリン抵抗性の改善）【図2】[3,4]。

参考文献

1) Röckl KS, et al : Signaling mechanisms in skeletal muscle: acute responses and chronic adaptations to exercise. *IUBMB Life*, **60** : 145-153, 2008.
2) Nelson JD, et al : Metabolic response of normal man and insulin-infused diabetics to postprandial exercise. *Am J Physiol*, **242** : e309-316, 1982.
3) 清野裕・他（監）：糖尿病の理学療法，メジカルビュー社，2015，pp82-91．
4) Eves ND, Plotnikoff RC : Resistance training and type 2 Diabetes: Considerations for implementation at the population level. *Diabetes Care*, **29** : 1933-1941, 2006.

筆保健一　広島大学病院診療支援部リハビリテーション部門

A 運動の急性効果とは、骨格筋の収縮に伴い起こる即時的な血糖降下作用です。運動の慢性効果とは、インスリン作用の改善に伴う血糖降下作用です。

運動と身体活動量の違いを教えてください

　身体活動とは，「安静にしている状態よりも多くのエネルギーを消費する全ての動作」と健康づくりのための身体活動基準2013[1]において定義されています．また，この身体活動は，「生活活動」と「運動」の2つに分けられています．生活活動とは日常生活における労働，家事，通勤等を指し，運動とは体操，スポーツ，ジョギング等の体力の向上を目的とし，計画的・継続的に実施されるものを指します【表1】．したがって，運動とは身体活動の一部であることがわかると思います．

　従来，「運動」は体力向上を目的に週3〜5回，20〜60分以上，継続的に行うことが推奨されていました[2]．しかし，近年は「運動」だけでなく日常の「生活活動」も含めて，ほぼ毎日，1日合計30分以上の「身体活動」を行うことが推奨されるようになりました【表2】[3,4]．これまでは体力が疾病予防に大きく関係していると考えられてきましたが，現在は生活活動を含めたすべての身体活動が疾病予防に関係していることが明らかとなってきました．そのため，日常生活における身体活動（生活活動＋運動）が健康に欠かせないものと考えられるようになりました．健康に対する運動のパラダイムが体力の向上から身体活動量の増加へと大きくシフトしていきました．

　一方，糖尿病患者への運動指導としては，少なくとも週3〜5回，中等度の強度（3 Mets以上）の有酸素運動を20〜60分間行うことが糖尿病診療ガイドラインにおいて推奨されています[5]．しかし，運動習慣のない人では，推奨される身体活動量を満たすことが難しいかもしれません．そのような人たちに対して，歩数計などを使用して，まずは日常の身体活動量に注目させてみる方法はいかがでしょうか．歩数計を装着するだけで約2,000〜3,000歩程度の歩数が向上するとされています[7]．少ない身体活動量の向上ではありますが，行動を変容していくうえでは非常に有効な方法となります．身体活動基準2013[1]においても，

表1 健康づくりのための身体活動基準2013[1]

身体活動	
運動	生活活動
中等度以上の運動（3 Mets以上） 社交ダンス，軽い筋トレ，ゴルフ，ラジオ体操第一，野球，平泳ぎ，強い筋力増強運動，ジョギング	**中等度以上の生活活動（3 Mets以上）** 普通歩行，犬の散歩，掃除，自転車，子どもと活発に遊ぶ，早歩き，農作業，階段を速く上る
低強度の運動（3 Mets未満） ストレッチング，ヨガ，全身を使うテレビゲーム，座って行うラジオ体操	**低強度の生活活動（3 Mets未満）** 立位，オフィスワーク，ゆっくり歩行，子どもと遊ぶ（座位，軽度），水やり，動物と遊ぶ（立位，軽度）

表2 体力向上から身体活動へのパラダイムシフト　　　（文献5より一部改変）

	ACSM（1978, 1988）[2]	ACSM/CDC（1995）[3] NIH（1996）[4]
パラダイム	トレーニング	身体活動量
頻度	週3〜5回	ほぼ毎日
強度	中等度〜高強度	中等度
運動時間	持続的（20〜60分）	断続的（8〜10分） 合計30分以上
運動の種類	有酸素運動	運動，生活活動

ACSM：米国スポーツ医学会，CDC：米国疾病対策センター，NIH：米国国立衛生研究所

今より毎日10分長く歩くことを推奨しており，このことで1日の歩数は約1,000歩程度増加します．これまで1回の身体活動が20分以上継続しなければ効果が期待できないとされてきました．しかし，近年の研究[8]において断続的な身体活動でもその合計時間が同じであれば，継続的に行うのと同等な効果があると報告されています．10分程度といった身体活動の積み重ねで良いため，糖尿病患者に療養指導を行う場合は，個々のライフスタイルに合わせて身体活動量を向上させることが重要です．

引用文献

1) 厚生労働省：「運動基準・運動指針の改定に関する検討会報告書（2013）」（http://www.mhlw.go.jp/stf/houdou/2r9852000002xple-att/2r9852000002xpqt.pdf．2015年1月閲覧）
2) American College of Sports Medicine position stand : The recommended quantity and quality of exercise for developing and maintaining cardiorespiratory and muscular fitness in healthy adults. *Med Sci Sports Exerc*, **22** : 265-274.1990
3) Pate RR, et al : Physical activity and public health. A recommendation from the Centers for Disease Control and Prevention and the American College of Sports Medicine. *JAMA*, **273** : 402-407.1995
4) National Institutes of Health : Physical activity and cardiovascular health. NIH Consensus Development Panel on Physical Activity and Cardiovascular Health. *JAMA*, **276** : 241-246. 1996.
5) 勝川史憲：糖尿病運動療法の国際比較は？　肥満と糖尿病 **3**：647-677，2004.
6) 日本糖尿病学会：運動療法．科学的根拠に基づく糖尿病診療ガイドライン2013．南江堂，2013，pp41-51.
7) Murphy NH, et al : Accumulated versus continuous exercise for health benefit : a review of empirical studies. *Sports Med*, **39** : 29-43, 2009.

瀧野皓哉　岐阜ハートセンター心臓リハビリテーション室

A

日常生活における「生活活動」と意図的に行われる「運動」の和が身体活動量です．

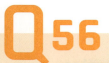

糖尿病発症と座位時間の関係について教えてください

座位時間が長い人は2型糖尿病の発症リスクが増大する

　一日のうちに座位で過ごしている時間が長い人は2型糖尿病を発症するリスクが91%も上昇するとされています．そして糖尿病だけでなく死亡リスクも高まっていることが明らかになっており，長すぎる座位時間は健康な生活を送るために悪影響を及ぼすと考えられます．

　Hensonら[1]は糖代謝指標とHDLコレステロールやTGといった脂質代謝指標と座位時間の関係を報告しています．特に2時間血糖値に関しては1日あたりの平均座位時間が8.7時間の群は10.3時間，11.7時間の群よりも良好な値となり，座位時間の長さが糖代謝に悪影響を与えている可能性を示唆しています【図1】．またLevineら[2]によると，肥満者は非肥満者と比較して1日のうちに座位でいる時間が2時間も長く，消費エネルギー量において352 kcalの差があった【図2】としており，座位時間の長さと脂質代謝の関連も指摘されています．実際にBiswasら[3]は，糖尿病や心血管疾患，がん，総死亡率と座位活動の関係を調査した論文のメタ解析を行いました．そして，座位時間が長い人は2型糖尿病の発症率が91%増加する結果を報告しています．

2型糖尿病のリスクを下げるために

　それでは具体的な対策はどうしたら良いのでしょうか．米国糖尿病学会（ADA）が2015

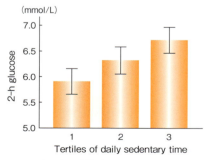

図1　座位時間と2時間血糖値の関係

1：1日あたりの座位時間の平均が8.7時間
2：同10.3時間
3：同11.7時間

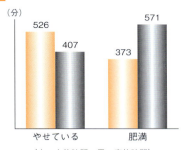

図2 体形による1日の座位時間の差

（赤：立位時間　黒：座位時間）
肥満者では座位時間が長く消費エネルギーの差は約350 kcalになるとされる

年に発表した治療ガイドラインの中では，座位時間を1日あたり90分間減らすことを推奨しています[4]．同学会は同年5月に「Get Fit Don't Sit」というキャンペーンも実施しており，座位時間の短縮のために力を入れています．わが国でも2013年に「健康づくりのための身体活動基準2013」を策定し，「+10」をキャッチフレーズとして「今よりも10分，多く体を動かす」ことを呼び掛けています[5]．特に勤務内容がデスクワークである就労者の方は座位時間を減らすことが難しいため，休憩時間の取り方や休憩中に行える運動指導などが重要になります．このような座位時間を減らし生活活動の中の身体活動量を増大させるような取り組みは，糖尿病の発症予防の段階から治療にいたる段階まで重要な位置づけにされています．

文献

1) Henson J, et al : Associations of objectively measured sedentary behaviour and physical activity with markers of cardiometabolic health. *Diabetologia*, **56(5)** : 1012-1020, 2013.
2) Levine JA, et al : Interindividual variation in posture allocation: possible role in human obesity. *Science*, **307** : 584-586, 2005.
3) Biswas A, et al : Sedentary time and its association with risk for disease incidence, mortality, and hospitalization in adults: a systematic review and meta-analysis. *Ann Intern Med*, **162** : 123-132, 2015.
4) American Diabetes Association: Standards of Medical Care in Diabetes 2015. *Diabetes Care*, **38** : S4, 2015.
5) 健康づくりのための身体活動基準2013：http://www.mhlw.go.jp/stf/houdou/2r9852000002xple-att/2r9852000002xpqt.pdf.

IV 運動療法

松井伸公　金沢赤十字病院リハビリテーション科

A 座位で過ごしている時間が長い人は2型糖尿病を発症するリスクが上昇し，糖尿病の予防，治療の観点からも座位時間を減らすことは有用です．

Q57 NEATとは何ですか，NEATを増やすにはどうしたらよいですか？

NEATとは非運動性熱産生である

NEATとはNon Exercise Activity Thermogenesisの頭文字です．これはウォーキングやスポーツなどの運動ではなく，普段の生活活動で消費されるエネルギーのことです[1]．具体的には姿勢の保持や家事，買い物，通勤などの移動，仕事や余暇活動など，軽〜中等度強度を中心に様々な活動が含まれます[2]．

糖尿病治療に対するNEATの効果は，直接的効果と間接的効果があります．NEATを増やすことで，直接的効果として血液中のブドウ糖がエネルギー源として筋に取り込まれるため血糖値が下がります．間接的効果としては脂肪減少によるインスリン抵抗性の改善が挙げられます．インスリン抵抗性は脂肪組織から分泌されるTNF-αやFFAなどで生じ，最近では脂肪組織の表面にあるβ-3アドレナリンレセプターの異常が肥満の原因のひとつとも言われています．またNEATと肥満に関する研究では，肥満者は非肥満者よりも座っている時間が平均で1日約2.5時間も長く，立って活動している時間が短い[3]という報告がされており，NEATを増やすことの重要性が示されています．

普段，私たちがエネルギー消費を増やそうとする際は，有酸素運動やレジスタンス運動などの運動時間を増やすことに焦点がいきがちです．しかし，実際の1日の総消費エネルギー量の比率を見ると，運動で消費するエネルギーは0〜5%程で，NEATで消費するエネルギーは25〜30%と割合が高くなっています【図1】．つまり，無理に運動時間を増やすよりもNEATを増やしていくほうが効率的に消費エネルギーを増加していけるのです．

NEATを増やすことで特別な運動をしなくても消費エネルギーを増やしていくことが可能となり，特に運動する時間がとれない人や，運動が苦手な人に適していると言えるでしょう．

図1　1日の総消費エネルギー量の内訳

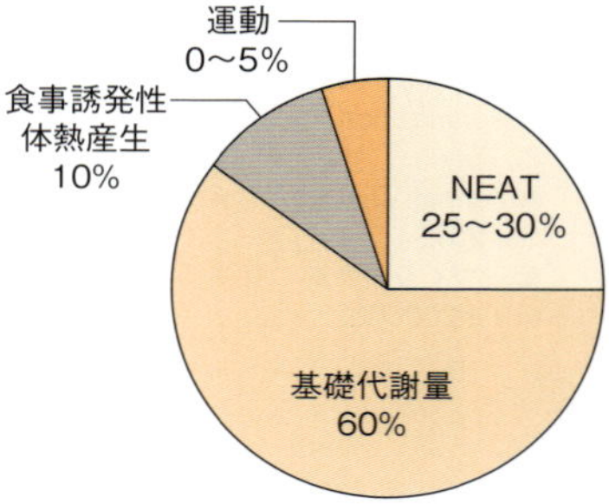

- 運動 0〜5%
- 食事誘発性体熱産生 10%
- NEAT 25〜30%
- 基礎代謝量 60%

NEATを増やすにはどうしたらよいですか

NEATを増やすには日常生活で安静にしている時間を減らして，こまめに動いている時間を増やすことが重要になります．そのためには，まず患者さんの1日の活動を把握する

図2 活動量計を用いたNEATを増やす指導法

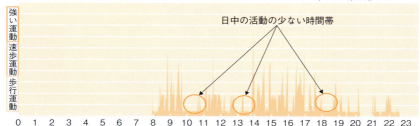

04/11(月) 歩数7,652歩 運動量186kcal 総消費量2,046kcal エクササイズ1.3Ex
活動時間82.8時間 活動時間合計(目標運動強度4〜9)18.9 分距離4.9km

必要があります．具体的には国際標準化身体活動質問表（IPAQ，**Q58**参照）などの質問紙や，活動量計付き歩数計などを使用して活動量を評価していきます．

1日の活動が把握できたら，その中で活動の少ない時間帯を見つけていきます．活動量計であれば日中で動いていない時間帯がそれに当たります**【図2】**．その時間帯にこまめに動いて活動することを勧めて，運動時間以外の活動も増やしていくようにアドバイスしていきましょう．

しかし，それだけではなかなか上手くいかないことも多いと思います．そこで環境設定も重要になります．自宅などで座っている時間が多い場合は，リモコンの置く位置などを分けて，自然と立ち上がる機会を増やすこともいいでしょう．また，仕事に行く際は自家用車での通勤をやめて自転車や徒歩に変えるなど，体を動かさざるを得ない状況を作る工夫も必要です．

本人が無理せず，NEATを増やせるよう指導する事が重要です．運動を増やすという観点だけでなく，安静を減らすという観点から運動指導を行っていきましょう．

文献
1) Levine JA, et al : Non-Exercise Activity Thermogenesis : The Crouching Tiger Hidden Dragon of Societal Weight Gain. *Arterioscler Thromb Vasc Biol*, **26** : 729-736, 2006.
2) 清野 裕・他：糖尿病の理学療法．メジカルビュー社，2015, pp101-114．．
3) Levine JA, et al : Interindividual variation in posture allocation : possible role in human obesity. *Science*, **307** : 584-586, 2005.

二宮秀樹　千葉中央メディカルセンターリハビリテーション課

日常生活で消費されるエネルギーのことであり，NEATを増やすには安静にしている時間を減らしてこまめに動くことが必要です．

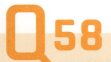

国際標準化身体活動質問表について教えてください

不活動や身体活動を知るための質問紙は安価で導入しやすく，工夫次第で種類別の身体活動量を評価できます．WHO ワーキンググループは世界の統一基準で身体活動量を算出できる国際標準化身体活動質問表（International Physical Activity Questionnaire：IPAQ）【付表4】（162頁）[1-2] を作成し，その信頼性・妥当性を実証しました．IPAQ は身体活動の種目毎に頻度と時間を記入してもらい，1週間の身体活動量の算出と身体活動度水準を判断します．仕事，移動，家庭内，レジャーなど生活場面の項目による Long Version：LV と活動の強度別の項目による Short Version：SV の2種類があります．健常者では活動量計を用いて信頼性と妥当性や LV と SV の相関関係が証明されています[3]．しかし，65歳以上の高齢者では妥当性はあるが信頼性は十分ではなく，認知症や理解不良を考慮した対象者の選別が必要かもしれません[3]．また質問紙では過剰過小申告・記入ミスが生じるため，他の指標とあわせて総合的に判断する必要があります．

使用方法

①総身体活動量を算出
・各項目の計算方法（SV の質問 1-3 と LV の質問 1-4）
"各身体活動の強度"×"時間（分）"×"日数"＝1週間の "MET-分"．
・総身体活動量の計算
　SV：総 MET-分/週＝歩行の合計＋中等度の合計＋高強度の合計
　LV：総 MET-分/週＝仕事の合計＋移動の合計＋自宅の合計＋レジャーの合計
・臥床・座っている時間（SV の質問 4．LV 質問 5）の算出
　日常生活に座る時間やテレビ視聴という不活動の時間が多いと，身体活動と独立して健康不利益（死亡，生活習慣病や老年病発症，QOL低下，寿命短縮）を生じやすく[4]，2015年の米国糖尿病学会における身体活動のガイドラインでも不活動の時間の減少を推奨しており，運動や身体活動以外の不活動時間の把握も重要です．
・指導方法
　LV：項目毎の充足・不足の判定は生活パターンを把握でき，患者自身の振り返りや今後の運動・身体活動計画への指導に活用しやすい．
　SV：臨床では短時間で全体の身体活動量を把握でき，研究では簡便で負担が少ないので大規模調査などに使用しやすい．

②身体活動の水準を診断
3段階で評価して身体活動強度を判断します．
Category 3 高いレベル High：以下の2つのどれかにあてはまる場合

a）高強度活動を3日以上行い，総METが1500 MET-分/週以上
b）歩行や中等度の活動を組み合わせて5日以上行い，総METが3000 MET-分/週以上．
Category 2 中等度レベル Moderate：以下の3つのどれかにあてはまる場合
a）1日20分以上の高強度活動を3日以上
b）1日30分以上の中等度活動か歩行を5日以上
c）歩行や中等度活動を組み合わせて5日以上行い，総METが600 MET-分/週
Category 1 低レベル Low：Moderate と High 以外
・指導方法
　身体活動の水準を知ることで患者の振り返りや目標設定に活用できる．

その他の質問紙

　WHO は新たに IPAQ-SV と LV の両方を取り入れ，1週間の身体活動を運動強度・質に分けて仕事・移動・余暇・座位時間を評価する世界標準化身体活動質問表（General Physical Activity Questionnaire）を開発しました．他にも近年のライフ・スタイルに合わせた質問紙が開発・改良されています．どの状況下の身体活動が知りたいのか，目的に合わせて選択しましょう．

文献

1) 村瀬訓生：身体活動量の国際標準化—IPAQ 日本語版の信頼性，妥当性の評価—．厚生の指標，**49**：1-9, 2002.
2) Craig CL：International physical activity Questionnaire：12-country reliability and validity. *Med Sci Sports Exerc*, **35**：1381-1395, 2003.
3) Self-Administered Physical Activity Questionnaires for the Elderly：A Systematic Review of Measurement Properties Forsén, Lisa；Sports Medicine, 2010.
4) Handschin C：The role of exercise and PGC1α in inflammation and chronic disease. *Nature*, **454**：463-469, 2008.

池永千寿子　製鉄記念八幡病院リハビリテーション部

IPAQ は身体活動の量と水準を評価する質問紙です．工夫次第で種目毎の身体活動評価や座位行動も把握できます．対象者と使用目的を明確にして使用しましょう．

Q59 有酸素運動とレジスタンストレーニングの特徴を教えてください

有酸素運動とレジスタンストレーニングについて

　有酸素運動は，エネルギー産生に酸素を利用する運動を指し，無酸素性作業閾値（Anaerobic Threshold：AT）以下の中等度までの強度で行い，糖や脂肪を燃やしながら行う運動のことをいいます[1,2]．レジスタンストレーニングは，おもりや抵抗負荷に対して動作を行う運動のことを指し[3]，筋力トレーニングともいわれています．2型糖尿病患者への運動療法は有酸素運動が主流となっていましたが，近年，レジスタンストレーニングの運動効果が明らかとなり，レジスタンストレーニングの実施が推奨されるようになりました．各運動の効果を【表】[1,4]に示します．有酸素運動とレジスタンストレーニングの異なる運動形態を組み合わせることで，それぞれの運動のみを単一に行うよりも血糖コントロールがより改善されるとの報告が増えています[4,5]．

有酸素運動とレジスタンストレーニングの実際

　有酸素運動の種類は，全身の大きな筋を使った運動を行うことが勧められており，ウォーキング・ジョギング・サイクリングが代表的です．運動の特徴として，運動強度は心拍数や自覚症状を目安に設定します．心拍数の目標値はKarvonen法を用い，予測最大心拍数の40〜60%で設定した数値を使用します（［(220－年齢)－安静時心拍数］×0.4〜0.6＋安静時心拍数で算出）．自覚症状の目標は，自覚的運動強度（Rate of Perceived Exertion：RPE）やBorg指数を使用します．「きつい」と感じる運動種目では，運動後に血糖値の上昇の危険性があるため，「楽である」〜「ややきつい」と感じる程度（RPEでは10〜12の範囲，Borgスケールでは11〜13）が望ましいとされています[1,2]．これは動きながら隣の人と話ができるくらいの強さです．運動の実施頻度は，週に3〜5日行います．これまでの研究によると運動の時間は，細切れでも週に150分以上の運動を行うと減量や血糖コントロールに効果的である言われています．また，糖質・脂質の効率のよい燃焼のためには20分以上

表　有酸素運動とレジスタンストレーニングの効果[1,4]

	効果	
有酸素運動	血糖値の低下，インスリン抵抗性の改善，骨粗鬆症の予防	心肺機能の向上，肥満の解消（内臓脂肪の減少），血圧の低下，糖と脂質の代謝改善，動脈硬化の予防
レジスタンストレーニング		筋肉や筋量，筋持久力の維持・増加，基礎代謝増加，関節への負担軽減・老化防止

持続が望ましいとされています[1]．

　レジスタンストレーニングの種類は，上下肢や体幹などの大きな筋群を用いた運動が勧められており，自重を使用した腕立て・スクワット・立ち上がり運動や，機械・器具を使用したマシーントレーニングが代表的です．運動の特徴として，強度は自分で発揮できる最大の筋力の60～80%，または7～10回繰り返すことができる程度の中～高強度の間で行います．運動の実施頻度は非連続日で週2～3日行います．運動の回数は，大きな筋群を含んだ5～10種類の運動を，各10～15回繰り返す（1セット）ことより開始し，8～10回で疲労する程度の重量や強度に上げていきます．筋力増強のためには3～4セット実施することが推奨されています[5,6]．

　有酸素運動の代表例として歩行が挙げられますが，速歩と普通の速さの歩行を3分間ずつ繰り返す「インターバル速歩」により，最大酸素摂取量の増加と最大膝伸展力の増強に関連が認められたとの報告があります[7]．今まで有酸素運動として歩行を実施している場合，「インターバル速歩」を取り入れることでレジスタンストレーニングの効果を得ることも可能となります．

リスク管理

　有酸素運動，レジスタンストレーニングともに空腹時を避けること，尿ケトン体陽性など血糖コントロールが不良の場合は実施しないことが挙げられています．急激な血圧上昇を防ぐために息をこらえる運動は避け，運動を行った夜に生じる遅発性低血糖に留意する必要があります．また，増殖性網膜症や顕性腎症以降の糖尿病性腎症を有する場合，レジスタンストレーニングは禁忌となります[1,4]．

文献
1) 日本糖尿病療養指導士認定機構（編）：糖尿病療養指導ガイドブック 2014．メディカルレビュー社，2014，pp58-64．
2) 野村卓生：糖尿病治療における理学療法　戦略と実践．文光堂，2015，pp27-32．
3) 日本糖尿病学会編・著：糖尿病治療ガイド 2014-2015．文光堂，2014，pp43-44．
4) 植木彬夫：糖尿病運動療法 Q&A—現場で役立つ考え方と指導法—．総合医学社，2011，pp271-325．
5) 日本糖尿病学会編：科学的根拠に基づく糖尿病診療ガイドライン 2013．南江堂，2013，p43．
6) 万行里佳：糖尿病患者に対するレジスタンストレーニング—2型糖尿病を中心に—．理学療法，32：529-536，2015．
7) 能勢博：インターバル速歩による生活習慣病・介護予防と評価—松本市熟年体育大学の現状と将来—．理学療法学，35：24，2008．

安達枝里　江東病院リハビリテーションセンター

A

有酸素運動は糖や脂肪を燃やしながら行う全身運動，レジスタンストレーニングは筋肉へ抵抗をかけた運動を指します．両者ともに血糖値の低下，インスリン抵抗性を改善し，前者は心肺機能の向上，後者は筋肉や筋量や筋持久力の維持・増加も期待できます．

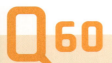

運動により血糖値が高くなるのはなぜか教えてください

運動を行うことが糖尿病患者の血糖値改善に有効であることは周知のことだと思います．しかし，糖尿病患者のなかには運動をしたにもかかわらず血糖値が上昇してしまう方がいます．この運動後の血糖変動の違いはなぜでしょうか．運動時の糖代謝とインスリン分泌量について考えてみると紐解けてくるかもしれません．

健常者が中等度の運動を行った場合，血液中のブドウ糖は骨格筋内に取り込まれて利用されるものの，インスリン分泌の低下やグルカゴン分泌の上昇による肝臓での糖産生の増加によって血糖値はほとんど変化しません．一方，糖尿病患者が同様の運動を行った場合，健常者と同じようにブドウ糖が骨格筋内に取り込まれますが，インスリン分泌の低下や肝臓での糖産生の増加が起こりにくいため，運動後に血糖値は低下します．しかし，インスリンが欠乏している状態で糖尿病患者が全身性の強い運動を行った場合，肝臓での糖産生は正常に起こるものの，インスリン不足によりブドウ糖が骨格筋内に取り込まれにくくなります．このような場合，脂肪を分解することで身体は早急なエネルギーを確保するため，ブドウ糖は血液の中に滞ったままになるので血糖値は上昇していきます【表1，図】．脂肪分解によりエネルギーを得る場合にはケトン体が同時に発生します．そのため空腹時血糖値 250 mg/dL，尿ケトン体陽性はインスリン分泌欠乏が疑われる所見であるため運動の禁忌，制限したほうが良い例【表2】とされています．また，インスリンを使用するような糖尿病患者においては，運動後に血糖値が低下するからといって過度にインスリン量を減らしたり，インスリンをやめたりしてしまうと運動後に血糖値が上昇してしまいます．こういった場合は，インスリン量の調節ではなく捕食にて対処する必要があります．

糖尿病患者に運動を勧める際は，安全性について考慮する必要があります．運動による病態の増悪は，疾病管理のみではなく，運動に対する動機付けに対しても影響を与えます．適切に病態が管理されていない状態での積極的な運動はリスクでしかありません．したがって，糖尿病の病態や運動生理学をしっかりと理解したうえで，運動処方をすることは非常に重要なことです．

表1 運動時のインスリン，糖新生，血糖値の関係

	インスリン	グルカゴン	糖利用（骨格筋）	血糖
健常者	↓	↑	↑	→
2型糖尿病患者	→	→	↑	↓
1型糖尿病患者（インスリン欠乏状態）	(−)	↑	↓	↑

図 健常者，糖尿病患者（血糖コントロール良好），糖尿病患者（インスリン欠乏）における運動時の血糖変動の違い

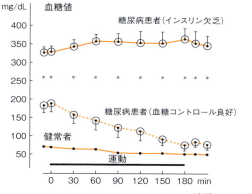

（文献1より一部改変）

表2 運動療法の禁忌，制限したほうが良い例 （文献2より一部改変）

1. 代謝コントロールが極端に悪い場合（空腹時血糖値 250 mg/dL 以上，尿ケトン陽性…インスリン分泌欠如が疑われる）
2. 増殖性網膜症による新鮮な眼底出血がある場合
3. 腎不全（血清 Cr：男性 2.5 mg/dL 以上，女性 2.0 mg/dL 以上）
4. 虚血性心疾患
5. 心肺機能障害
6. 骨関節疾患
7. 急性感染症
8. 壊疽
9. 高度自律神経障害

文献

1) Berger M, et al : Metabolic and hormonal effects of muscular exercise in juvenile type diabetics. *Diabetologia*, 13 : 355-365. 1977.
2) 細井雅之，田中史郎：運動療法を行って良い場合，行ってはいけない場合 —適応と禁忌—．糖尿病運動療法マニュアル．南江堂，2011，pp13-19．

瀧野皓哉　岐阜ハートセンター心臓リハビリテーション室

A インスリン欠乏状態で運動をすると，ブドウ糖を正常に細胞内へ取り込むことができず，ブドウ糖が血液内に滞るので血糖値が上昇してしまいます．

Q61 Da Qing Diabetes Prevention Study について教えてください

中国における2型糖尿病発症予防研究

　Da Qing Diabetes Prevention Study [1,2] は，中国大慶市の診療所33カ所に通う577名の耐糖能異常（impaired glucose tolerance：IGT）患者を対象とした生活習慣介入研究です（randomized controlled trial）．対象者は施設単位で，①食事介入群，②運動介入群，③食事＋運動介入群，④対照群のいずれかに割り付けられ，6年（1986～1992年）にわたって追跡されました．この期間，①～③の介入群では，はじめの1か月は毎週，つづく3カ月は毎月，以降は期間終了まで3カ月ごとに，カウンセリング（食事もしくは運動に関して小グループで実施）が続けられました．

　本研究における生活習慣介入の概要を【表】に示します．6年間の追跡の結果，追跡完了者530名［開始時，平均年齢45.0歳，Body Mass Index（BMI）平均25.8 kg/m^2］のうち，①食事介入群では31%，②運動介入群では46%，③食事＋運動介入群では42%の2型糖尿病発症の減少がみられ，対照群に比べ介入群ではいずれも有意に発症が抑制されました [1]．ただし，介入群の間では有意な差は認めず，これはBMI≧25 kg/m^{2}とBMI＜25 kg/m^{2}の間でも同様でした【図】．

研究の背景と意義

　大慶市（Da Qing）は中国北部に位置し，産業の発展に伴い人々のライフスタイルが大きく変容し，2型糖尿病の発症が年々増加していました．そこで，1986年6～12月に市内のクリニックを受診した住民の食後2時間血糖値の結果をもとに，IGTに該当した患者を対象として本研究が実施されました．本研究では，非肥満IGT患者（BMI＜25 kg/m^2）も対象としており（対象者の約4割），欧米の報告よりも日本人に近い体型の人々を対象とした疫学的大規模研究となっています．

　本研究では，運動療法単独でも2型糖尿病の発症率を減少させることが示されました．また，本研究のプログラム終了後も，最大14年間にわたり発症を抑制できており，生活習慣是正の効果が長期間継続することが判明しました [2]．

文献

1) Pan XR, et al : Effects of diet and exercise in preventing NIDDM in people with impaired glucose tolerance. The Da Qing IGT and Diabetes Study. *Diabetes Care*, **20** : 537-544, 1997.
2) Li G, et al : The long-term effect of lifestyle interventions to prevent diabetes in the China Da Qing Diabetes Prevention Study: a 20-year follow-up study. *Lancet*, **371** : 1783-1789, 2008.

IV ― 運動療法

表 Da Qing Study における生活習慣の実施目標および食事・運動の実施状況

実施目標	
食事	BMI < 25 kg/m^2：総摂取エネルギー 25～30 kcal/kg BMI ≥ 25 kg/m^2：BMI 23 kg/m^2 を目標に 0.5～1 kg/月減量するようにエネルギー制限
運動	(仕事以外の身体活動) 毎日 2 単位 1 単位＝軽強度：30 分（スロー歩行，バス移動，買い物，掃除など） 　　　　中等強度：20 分（速歩，階段下り，サイクリング，洗濯，社交ダンスなど） 　　　　高強度：10 分（スローランニング，階段上り，バレーボール，卓球など） 　　　　非常に高強度：5 分（縄跳び，バスケットボール，水泳など）

実施状況	対照群		食事群		運動群		食事＋運動群	
	開始時	終了時	開始時	終了時	開始時	終了時	開始時	終了時
摂取エネルギー (kcal)	2,327± 693	2,228± 695	2,485± 804	2,359± 835	2,455± 629	2,359± 721	2,404± 758	2,162± 678
運動量 (単位／日)	2.4± 1.8	2.5± 1.9	2.0± 2.2	1.7± 1.9	3.4± 2.8*	4.0± 3.0	3.1± 2.4*	3.9± 2.3**

平均値±標準偏差，*P < 0.05 vs. 対照群，**P < 0.05 vs. 開始時　　　　　　　　　　　　　　　　　　　（文献 1 より引用改変）

図 追跡調査期間（6 年間）における介入別の 2 型糖尿病発生率

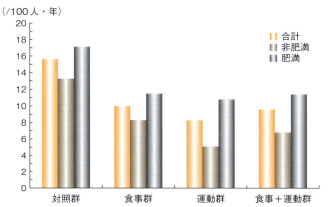

非肥満：BMI < 25 kg/m^2（n=208，全体の 39.2％）
肥満：BMI ≥ 25 kg/m^2（n=322，全体の 60.8％）

（文献 1 より引用）

本田寛人　公立豊岡病院日高医療センターリハビリテーション技術科

中国人耐糖能異常患者に対し，食事や運動，またはその両方の介入を行い，2 型糖尿病発症予防における生活習慣是正の有用性を追跡調査したものであり，運動介入単独でもその発症率を抑制できることが示された研究です．

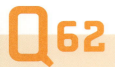

DPS について教えてください

フィンランドにおける 2 型糖尿病発症予防研究

　DPS（Finnish Diabetes Prevention Study）[1-3] は，肥満と耐糖能異常（impaired glucose tolerance：IGT）を有するフィンランド住民を対象とした生活習慣介入研究です（randomized controlled trial）．対象者は 522 名［開始時，平均年齢 55.0 歳，Body Mass Index（BMI）平均 31.3 kg/m²］で，①生活習慣介入群（n=265）もしくは②対照群（n=257）に割り付けられ，介入期間の中央値は 4 年でした．①介入群では，個別の食事指導（最初の 1 年は 7 回，その後は 3 か月に 1 回）や運動指導（有酸素運動や筋力トレーニング）が行われました．②対照群では，リーフレットを用いた一般的な食事・運動指導のみ行われました（開始時，その後年 1 回の割合で，個別指導なし）．

　本研究における生活習慣介入の概要を【表】に示します．1 年目終了時，①介入群で 4.7% の体重減少（②対照群は 0.9% の体重減少）がみられました[1]．また，4 年後の 2 型糖尿病の累積発症率は，①介入群で 11%，②対照群で 23% と，介入により 2 型糖尿病の発症が 58% 抑制されました[2]．

表　DPS における生活習慣の実施目標および食事・運動の実施状況

実施目標
体重：5% 以上の減少
食事：脂肪摂取の減少（全摂取エネルギーの 30% 以下），飽和脂肪酸摂取の減少（全摂取エネルギーの 10% 以下），食物繊維摂取の増加（15 kg/1,000 kcal 以上）
運動：中等強度の運動毎日 30 分以上

実施状況		開始時（0 年）	介入期間（1〜6 年）	介入後観察期間：前半（1〜3 年）	介入後観察期間：後半（4〜9 年）
摂取エネルギー（kcal）*	介入群	1,765±518	1,549±386	1,577±406	1,614±416
	対照群	1,739±525	1,653±444	1,637±426	1,661±434
身体活動合計（時/週）	介入群	5.7 (3.2-9.1)	6.6 (4.4-9.6)	6.3 (3.8-9.9)	6.2 (3.5-9.5)
	対照群	5.5 (3.0-9.7)	6.1 (3.3-9.8)	5.9 (3.1-9.4)	5.7 (3.3-9.3)
身体活動中等〜高強度活動（時/週）*	介入群	1.8 (0.6-3.8)	3.0 (1.6-4.7)	3.5 (1.5-5.5)	3.1 (1.5-5.1)
	対照群	1.6 (0.4-4.2)	2.3 (1.0-4.1)	2.8 (1.3-4.8)	2.8 (1.4-5.4)

平均値±標準偏差，*時間×群 交互作用あり（P<0.01）　　　　　　　（文献 3 より引用改変）

| 図 | 2型糖尿病の累積発症回避率 |

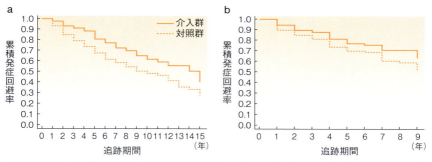

a) 全追跡期間：介入群 4.5/100人・年，対照群 7.2/100人・年，ハザード比 0.61（0.48-0.79；p<0.001）
b) 介入後観察期間：介入群 4.9/100人・年，対照群 7.0/100人・年，調整済みハザード比 0.67（0.48-0.95；p=0.023）　※介入開始時の性，年齢，食後2時間血糖値，BMIで調整

（文献3より引用）

研究の背景と意義

　DPSは，Q61のDa Qing Studyと違い，IGTかつ肥満をもつ住民を対象にしています．本研究の結果，2型糖尿病のハイリスク者に対する生活習慣介入は，介入期間終了後も長期間にわたり発症リスクを低減することが明らかとなりました【図】[3]．また，到達目標の中でもとくに集中的な体重の減少が，連動して著明なインスリン抵抗性の改善をもたらし，持続的な発症抑制効果につながっていると著者らは推測しています．つまり，IGT患者が肥満を伴う場合は，やはりその肥満の解消が肝要だといえるでしょう．なお，対照群に比べ，介入群では中等強度〜高強度の身体活動量が多い傾向でした（追跡終了時の差はない）[3]．

文献

1) Eriksson J, et al : Prevention of Type II diabetes in subjects with impaired glucose tolerance: the Diabetes Prevention Study (DPS) in Finland. Study design and 1-year interim report on the feasibility of the lifestyle intervention programme. *Diabetologia*, **42** : 793-801, 1999.
2) Tuomilehto J, et al : Prevention of type 2 diabetes mellitus by changes in lifestyle among subjects with impaired glucose tolerance. *N Engl J Med*, **334** : 1343-1350, 2001.
3) Lindstrom J, et al : Improved lifestyle and decreased diabetes risk over 13 years: long-term follow-up of the randomized Finnish Diabetes Prevention Study (DPS). *Diabetologia*, **56** : 284-293, 2013.

本田寛人　公立豊岡病院日高医療センターリハビリテーション技術科

フィンランド人肥満耐糖能異常患者に対し，食事および運動介入を行い，2型糖尿病発症予防における生活習慣是正の有用性を追跡調査したものです．運動療法単独の効果は不明ですが，肥満の改善に伴いその発症率を抑制できることが示された研究です．

Q63 運動量（消費エネルギー）・身体活動量算出の方法や単位を教えてください

身体活動量はメッツと時間によって計算される

　メッツ（Mets：metabolic equivalents）とは代謝当量のことであり「安静座位の単位体重あたりの酸素摂取量」を示します．つまり，安静にして座った状態を1メッツと考えた時に日常生活活動や運動がそれと比べて何倍の負荷であるかを表す指標と捉えられます．

　運動ごとのメッツはおおまかに定められており，例えば歩行は3メッツ，速歩は4.3メッツ，ゆっくりとしたジョギングは6メッツに相当します【表】．

　厚生労働省の「健康づくりのための身体活動基準2013」では「身体活動とは，安静にしている状態よりも多くのエネルギーを消費する全ての動作を指す」とされています．

　身体活動量とは日常生活活動や運動で行われる様々な身体活動をエクササイズ（Ex）という単位でまとめたものです．日常生活活動や運動の負荷はそれぞれ異なるため，身体活動量の計算には身体活動ごとに決められたメッツを参考にし，それぞれの日常生活活動や運動におけるメッツに実際の活動時間をかけたもので表されます．以下に例を示します．

　例1：速歩でのウォーキングを1時間行ったとき
　　　4.3［Mets］×1.0［h］＝4.3［Ex］
　（速歩でのウォーキングは4.3メッツ，それに1時間をかけた値で4.3エクササイズです）

　例2：サイクリング（20 km/h）で30分運動したとき
　　　8.0［Mets］×0.5［h］＝4.0［Ex］
　（サイクリングは8.0メッツ，それに0.5時間［＝30分］をかけた値で4.0エクササイズです）

消費エネルギーとは運動する際の燃料である

　消費エネルギーは運動などをしなくても身体が生命活動を維持するために使うエネルギー（基礎代謝量）と食事の栄養分解によって生じるエネルギー（食事誘発性熱産生）と運動や家事などの身体活動に伴って使用されるエネルギーに大別されます．エネルギーとは熱量のことであり，車がガソリンを使って走るのと同じように，人間が生きていくためにはエネルギーを必要とします．

　身体活動に伴って使用される消費エネルギーは先述したエクササイズに体重をかけた値に補正係数である1.05をかけた値で表され，単位はキロカロリー（kcal）で示します．

表　生活活動と運動のメッツ表

メッツ	生活活動の例
2.0	ゆっくりした歩行（平地，非常に遅い＝53 m/分未満，散歩または家の中），料理や食材の準備（立位，座位），洗濯，子どもを抱えながら立つ，洗車・ワックスがけ
3.0	普通歩行（平地，67 m/分，犬を連れて），電動アシスト付き自転車に乗る，家財道具の片付け，子どもの世話（立位），台所の手伝い，大工仕事，梱包，ギター演奏（立位）
4.0	自転車に乗る（≒16 km/時未満，通勤），階段を上る（ゆっくり），動物と遊ぶ（歩く/走る，中強度），高齢者や障がい者の介護（身支度，風呂，ベッドの乗り降り），屋根の雪下ろし

メッツ	運動の例
4.3	やや速歩（平地，やや速めに＝93 m/分），ゴルフ（クラブを担いで運ぶ）
5.0	かなり速歩（平地，速く＝107 m/分），野球，ソフトボール，サーフィン，バレエ（モダン，ジャズ）
6.0	ゆっくりとしたジョギング，ウェイトトレーニング（高強度，パワーリフティング，ボディビル），バスケットボール，水泳（のんびり泳ぐ）
7.0	ジョギング，サッカー，スキー，スケート，ハンドボール*
8.0	サイクリング（約20 km/時）

* 試合の場合
〔厚生労働科学研究費補助金（循環器疾患・糖尿病等生活習慣病対策総合研究事業）「健康づくりのための運動基準2006改定のためのシステマティックレビュー」（研究代表者：宮地元彦）〕

例3：体重60 kgの人が速歩でのウォーキングを1時間行ったとき
　　60［kg］×4.3［Mets］×1.0［h］×1.05＝270.9［kcal］

例4：体重80 kgの人がサイクリング（20 km/h）で30分運動したとき
　　80［kg］×8.0［Mets］×0.5［h］×1.05＝336［kcal］

参考・引用文献
1) 厚生労働省：『健康づくりのための身体活動基準2013』
（http://www.mhlw.go.jp/stf/houdcu/2r9852000002xple.html/2r9852000002xprl.pdf，2016年4月閲覧）
2) 清野　裕・他編：糖尿病の理学療法，メジカルビュー社，2015，pp101-114.

岩城大介　広島大学病院診療支援部リハビリテーション部門

身体活動量は，「メッツ×運動時間」で表され，単位はエクササイズ（Ex）です．
消費エネルギーは，「体重×メッツ×運動時間×1.05」で表され，単位はキロカロリー（kcal）です．

Q64 運動持続時間の違いによる運動効果の違いについて教えてください

運動持続時間で消費するエネルギー源の割合が変わります

　運動を行うときは骨格筋の収縮が不可欠ですが，その筋収縮にはエネルギーが必要です．運動の時間経過に伴うエネルギー源の割合は総体的に運動の持続時間や強さで変化します．歩行程度の運動強度では，開始10分後までは糖質を多く使用し，脂肪利用の割合は低下します．その後は徐々に増加し始め，20分よりは30分，30分よりは1時間と運動継続時間が長くなればなるほど，脂肪の消費比率が高くなっていきます【図1】．有酸素運動は20分を超えてくると，体内に貯蓄されている脂肪が分解され，エネルギー源として多く使用されてくるので，体脂肪（体重）を減少させたい場合は20分以上の有酸素運動が効果的です．ただし運動強度が高くなるに応じて，エネルギー源の糖質利用率が高くなるので，脂肪代謝活性化を目的にする場合は軽〜中等度の有酸素運動が推奨されます．

短時間の運動でも脂肪は消費され体重減少につながります

　20分以上運動をしないと脂肪が全く燃焼しないと誤解している人がいますが，10分程度の短時間運動でも，利用率が低いというだけで脂肪がエネルギーとして利用されていないわけではありません．

　1日に30分継続した運動を1回行った群と，10分継続した運動を3回に分けて行った群とで体脂肪減少量を比較した報告がありますが，2群とも減少量は同程度という結果でした[1]．10分程度の短時間運動でもエネルギーとして脂肪を燃焼して活動しています（図1）．

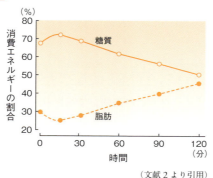

図1　歩行時間の経過に伴うエネルギー源割合の変化

（文献2より引用）

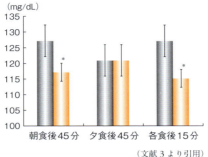

図2 各運動法による24時間平均血糖値

（文献3より引用）

糖質のみで筋肉を動かしているわけではないので，短時間の細切れ運動でも体脂肪（体重）の減少効果は期待できます．

短時間の有酸素運動も血糖改善効果があります

「糖尿病診療ガイドライン2013」では20分以上の運動が推奨されていますが，毎食30分後に15分間のウォーキングを3回行う群と，午前か午後に45分間のウォーキングを1度に行う2種類のパターンに分けて効果を検証した報告があります．その結果は，もっとも高血糖が抑えられ，血糖変動の起伏が少なかったのは，毎食後に15分のウォーキングを行った場合でした．また食後3時間の血糖変動においても，高血糖を抑える効果があらわれたと報告されています【図2】[3]．

参考文献

1) Murphy MH, Hardman AE : Training effect of short and long bouts of brisk walking in sedentary women. *Med Sci Sports Exerc*, **30** : 152-157, 1998.
2) 体育科学センター：スポーツによる健康づくり運動カルテ．講談社，1983，pp191-214．
3) DiPietro L, et al : Three 15-min bouts of moderate postmeal walking significantly improves 24-h glycemic control in older people at risk for impaired glucose tolerance. *Diabetes Care*, **36** : 3262-3268, 2013.

黒山荘太　製鉄記念八幡病院リハビリテーション部

A 短時間より長時間の有酸素運動のほうが脂肪燃焼には有効です．ただし短時間でも体脂肪の減少効果や血糖コントロール改善効果はあります．体力がない患者さんに長時間の運動を指導しても継続できないことがあります．対象者のライフスタイルと体力に合わせて運動時間を決めていくことが重要です．

Q65 運動はなぜ週2〜3回，20分以上の有酸素運動がよいのですか？

週2〜3回以上の有酸素運動で慢性効果を保つことができます

　有酸素運動は週2〜3回やるとよいとされていますが，これにはインスリン感受性，血糖コントロール，脂質代謝の改善などの慢性効果を持続させるという理由があります．
　インスリンが作用するには，細胞膜のインスリン受容体に結合し，細胞内のIRS，PI3キナーゼ，Aktなどの伝達分子を活性化させる必要があります．伝達分子が活性化すると，細胞内の糖輸送担体（GLUT4）が細胞膜表面に移動し糖を骨格筋内に取り込みます．運動はインスリン受容体や伝達分子を増加・活性化させ，インスリン感受性を亢進する効果があります．またGLUT4を優位に増加させるという報告があり，糖を取り込みやすくし血糖コントロールに寄与します．細胞内のミトコンドリア数も増加するため脂肪酸酸化能力も改善されます．
　これらの慢性効果は，運動を中止しても24時間（1日）から72時間（3日）その効果が継続するという報告があります【図1】[2]．そのため週2〜3回以上の有酸素運動を行うことで，その効果を保つことができます【図2】．
　「糖尿病診療ガイドライン2013」でも，週2〜3回以上，中等度強度の有酸素運動を20〜60分間行うことが一般的に勧められています[1]．

図1　インスリン感受性の持続時間

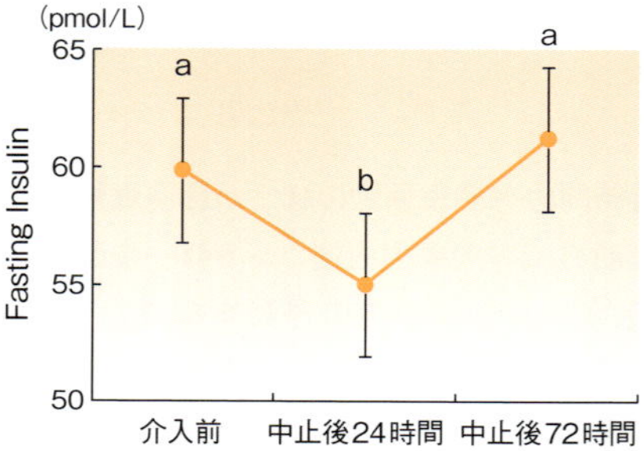

（文献2より引用）

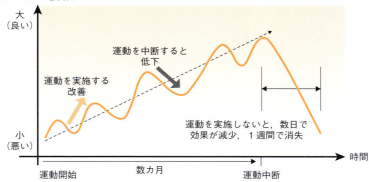

図2 インスリン抵抗性の改善効果

20分以上の有酸素運動が推奨されています

　20分以上の有酸素運動を実施することで，運動をしない場合より血糖上昇の程度が小さくなります．8週間以上運動介入を行った14の研究結果で，運動介入することによりHbA1cが0.66%低下すると報告されています[1]．また米国糖尿病学会American Diabetes Association（ADA）では，糖尿病患者に対して運動は週に150分以上実施するよう推奨しています．150分を1週間（7日）で日割りにすると1日20分程度となります．週3～5回運動を実施できる機会がある場合は，日割りにすると30分～50分/日の運動時間が必要という計算になります．

参考文献
1) Boule NG, et al : Effects of exercise on glycemic control and body mass in type2 diabetes mellitus. *JAMA*, **286** : 1218-1227, 2001.
2) Boulé NG, et al : Effects of Exercise Training on Glucose Homeostasis. *Diabetes Care*, **28** : 108-114, 2005.

黒山荘太　製鉄記念八幡病院リハビリテーション部

糖尿病診療ガイドラインにて有酸素運動は週2～3回以上，20分～60分間行うことが一般的に勧められています．20分以上の有酸素運動は急性効果で血糖値を下げ，継続的に運動を実施することでHbA1cの値も下げることができます．週2～3回以上運動を実施し，運動しない日をあまり開けすぎないようにすることで慢性効果を保つことができます．

Q66 運動療法継続因子と阻害因子について教えてください

続けられない運動？

　糖尿病患者のセルフケア行動の中で運動療法の実行度は 40～60%[1] と言われています．米国糖尿病教育者協会（AADE）でも運動療法を開始した人の約 50% が，最初の 3～6 カ月の間に脱落するとされています[2]．運動は食事とともに生活習慣の大きい変化を伴い実行度が低いと考えられています．また病気や治療に対する患者の感情負担は自己管理行動や血糖コントロールに強く影響しており[3,4]，自己管理を継続するつらさや，生活の中で感じる困難さという自己管理を妨げる要因が示されています．運動の中断を行動変容ステージ【図】で見てみると行動期での要因，そして行動期以前の準備期での要因が考えられます．準備期では目標設定や作成した計画が十分ではなかった場合や，合併症の併発，意欲・心理面の問題などの要因があげられます．行動期では計画通りに実施できない場合，実施したが失敗したときの対処が不十分である場合，また低血糖，シックデイなどの問題が生じたときにうまく解決できなかった場合などの要因があります[5]．糖尿病の二次的合併症を予防し，良好な状態を維持していくためには，中断した原因を分析し，運動が継続的な習慣となるように支援していく必要があります．

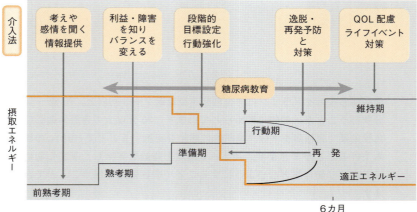

図　変化ステージと心理行動的介入法（食事療法）　　　（文献 1 より）

運動を継続するための因子とは

上記の行動変容ステージ（運動）と運動自己効力感（セルフエフィカシー）の関連が示されており、また運動セルフエフィカシーを媒介することで身体活動が高まることが示されています[6]．また心理的な因子だけでなく自宅近隣の「歩きやすさ」（道路の連結性，世帯密度，土地利用の多様性，目的地へのアクセス）が低い地域に住む女性のテレビ視聴時間が長いなど環境的要因との関連が報告されています[7]．物理的な環境因子以外にも仲間という環境もあり，犬を飼っている心筋梗塞患者の方が飼っていない患者に比べ死亡率が低いという報告もあり[8]．心理的因子にも環境的因子にも目を向ける必要があります．続けられない運動ですが，その必要性や効果については理解している人が多いのも事実です．運動を継続しないと，どのような不利益が生じるかという点を理解することも，運動の動機付けの一つとして重要ですし，運動の効果判定をわかりやすくするために運動前後での血糖値の変化を視覚的に確認するなどがあります．日々の運動量を記録（フィードバック）して過去の記録と比較し，「楽に歩けるようになった」などの実感も運動を継続する強化因子となります．

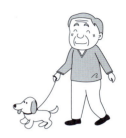

参考文献

1) 日本糖尿病療養指導士認定機構編：日本糖尿病療養指導士受験ガイドブック 2015．メディカルレビュー社，2015，p98．
2) Funnell MM 編，三村悟郎，小川晶三監訳：糖尿病療養指導のためのコア・カリキュラム，第3版．メディカルレビュー社，2002，pp241-268．
3) Polonsky W, et al : Assessment of diabetes related distress. *Diabetes Care*, **18** : 754-760, 1995.
4) 石井均・他：PAID（糖尿病問題領域質問表）を用いた糖尿病患者の感情負担度の測定．糖尿病，**42** : S262，1999．
5) 糖尿病治療研究会編：糖尿病運動療法のてびき．医歯薬出版，2001，pp142-150．
6) Dutton GR, et al : Relationship between self-efficacy and physical activity among patients with type 2 diabetes. *J Behav Med*, **32** : 270-277, 2009.
7) Sugiyama T, et al : Associations of neighborhood walkability with TV viewing time among Australian adults. *Am J Prev Med*, **33** : 444-449, 2007.
8) Friedmann E, Thomas A : Pet ownership, social support, and one-year survival after acute myocardial infarction in the Cardiac Arrhythmia Suppression Trial. *Am J Cardiol*, **76** : 1213-1217, 1995.

溝口 桂　周東総合病院リハビリテーション科

A 生活習慣の大きな変化を伴う運動は実行度も低く，病気や治療に対する感情負担が阻害因子となっていますが，自己効力感などの心理的因子や自宅近隣のウォーカビリティ，仲間などの環境的因子を評価し運動への動機づけにつなげていきます．

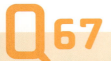

下肢筋力をはかるパフォーマンステストを教えてください

糖尿病患者の下肢筋力は低下していると報告され（詳細は Q68 参照），下肢筋力を客観的に評価することは重要です．下肢筋力評価には，機器を用いた方法や動作から筋力の目安を測る方法などがあります．本項では，臨床場面で活用しやすい評価方法をご紹介します．

等尺性膝伸展筋力

膝伸展筋力は下肢支持性を反映する指標であり，移動能力や ADL の強い規定因子であることから重要です．なかでも固定ベルトを用いた Hand held dynamometer での等尺性膝伸展筋力評価は，簡便に定量的な評価が可能であり，妥当性や再現性も高いことから，わが国では広く活用されています．用いる機器は小型で携帯性に優れ，比較的安価であることも臨床的に活用しやすい点です．この方法で測定した膝伸展筋力は，性別・年代別平均値が報告されており【表1】[1]，健常者との比較が可能です．また主要な移動動作との関連も報告されている【表2】[2] ため，患者や家族に説明する際も理解されやすい利点があります．ただ被検者の筋力が高値（目安測定値 60 kgf 以上）の場合は，妥当性が低下することが報告されており注意が必要です．測定方法の詳細については，文献を参照ください[2]．

立ち座りテスト（Sit-to-stand test）

立ち座りテストは下肢伸展筋力との関連が報告されており，高齢者の下肢筋力を簡便に評価する方法として普及しています．最も一般的なものは，30秒椅子立ち上がりテスト（CS-

表1　健常者の等尺性膝伸展筋力

	男性			女性		
	n	筋力値 kgf	体重比 kgf/kg	n	筋力値 kgf	体重比 kgf/kg
20歳代	50	60.4 ± 8.1	0.96 ± 0.13	50	37.1 ± 8.9	0.74 ± 0.14
30歳代	41	56.1 ± 12.7	0.84 ± 0.14	44	33.4 ± 6.8	0.65 ± 0.12
40歳代	40	49.4 ± 10.0	0.78 ± 0.12	42	33.3 ± 5.7	0.63 ± 0.12
50歳代	41	50.8 ± 8.7	0.76 ± 0.16	44	30.2 ± 5.6	0.59 ± 0.12
60歳代	58	40.0 ± 8.5	0.64 ± 0.12	56	26.2 ± 5.6	0.59 ± 0.12
70歳代	33	31.3 ± 6.0	0.56 ± 0.09	54	23.2 ± 6.1	0.46 ± 0.10
80歳代	21	24.7 ± 4.7	0.49 ± 0.06	36	18.8 ± 3.2	0.39 ± 0.05

平均値 ± 標準偏差，体重比＝筋力値÷体重　　　　　　　　　　　　　　　　　（文献1より引用）

表2 等尺性膝伸展筋力値と移動動作との関連

動作	測定値	結果	(kgf/kg)
院内独歩	両側平均	自立下限	0.25
		全例自立	0.40
20 cm 台の立ち上がり動作	両側平均	自立下限	0.30
		全例自立	0.55
30 cm 台の立ち上がり動作	両側平均	自立下限	0.20
		全例自立	0.45
40 cm 台の立ち上がり動作	両側平均	自立下限	0.20
		全例自立	0.35
10 cm 台への昇段	左右別	自立下限	0.17
		全例自立	0.30
20 cm 台への昇段	左右別	自立下限	0.22
		全例自立	0.50
30 cm 台への昇段	左右別	自立下限	0.28
		全例自立	0.60
40 cm 台への昇段	左右別	自立下限	0.32
		全例自立	0.65
階段昇り*	両側平均	自立下限	0.25
		全例自立	0.50

対象：運動器疾患のない高齢者
自立下限〜全例自立の区間の筋力では，自立と非自立が混在する
* 蹴り上げ 16.5 cm，踏み面 30.0 cm，段差 16 段　　　　　　　　　（文献2を一部改変）

30）です．測定には，肘かけのない高さ 40 cm の椅子とストップウォッチを用い，両腕を組んだ状態で 30 秒間に何回立ち座り動作を行えたかを測定します．日本人の性別・年齢別の標準値も報告されています【付表5】(**166頁**)[3]．短所は，立ち上がりが困難な虚弱者では評価できないことです．他には，より短時間で評価可能な 10 秒椅子立ち上がりテストや，5 回椅子立ち上がりテスト（5 回立ち座りに要する時間を測定）などがあります．

参考文献）
1) 平澤有里・他：健常者の等尺性膝伸展筋力．理学療法ジャーナル，**38**：330-333，2004．
2) 加藤宗規：筋力の測定法．理学療法，**30**：233-244，2013．

堀田千晴　聖マリアンナ医科大学病院リハビリテーション部

下肢筋力パフォーマンステストの代表的なものには，等尺性膝伸展筋力や CS-30 があります．

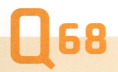

糖尿病患者の筋力について教えてください

　糖尿病に罹患することにより，日常生活活動に急激な影響を与えない程度の緩やかな筋力低下を呈し，広く糖尿病に付随して起こりやすい病態があります[1]．

　この病態は，サルコペニア（筋肉減少症）の一種と捉えることができ，糖尿病による筋力低下は疾患性のサルコペニアと考えることができます[2]．

　糖尿病患者に筋力低下が起こってしまう原因としては，3つ挙げることができます．

　まず1つ目は，高血糖が原因となる機序が考えられています．動物実験において，高血糖が脊髄の球海綿体脊髄核の運動ニューロンを小さくすること[3]，高血糖が誘因となり筋繊維が萎縮することが報告されています[4]．また臨床においても，高齢の2型糖尿病患者の不適切な血糖管理は，骨格筋の蛋白異化亢進（いわゆる老化）と関係しており，そういった筋肉はサルコペニアを呈し筋力が低下している可能性があると報告されています[5]．

　2つ目は，筋の脂肪化による機序が考えられています．糖尿病患者や肥満者は筋肉内に非収縮性組織が増加してしまいます[6]．この組織は筋肉が脂肪化されることで形成され，いわゆる脂肪筋とよばれます．脂肪筋は，インスリン抵抗性が高まり[7]，また脂肪筋のインスリン抵抗性は筋力低下と強く相関します[6]．

　3つ目は，糖尿病性多発神経障害（diabetic polyneuropathy：DPN）による機序が考えられています．DPNの重症化は身体的な運動機能障害の原因となりますが[8]，より末梢の筋ほど影響を受けやすく，DPNの進行に伴い筋力低下が顕著となります[9]．

　そして糖尿病患者の筋肉の質（以下，筋質）について着目した報告もあります．この報告では筋質の定義を「単位面積当たりの筋力」としており，筋質は糖尿病に罹患していない患者に比べて，糖尿病患者では有意に低下していることや糖尿病の状態に関連性がみられることが明らかにされています[10]．さらに糖尿病患者の歩行能力について，下肢の筋力や筋質を含めた諸々の筋機能が歩行速度の説明因子になります【図】．

　このように糖尿病患者の筋力低下や筋質の悪化は，歩行制限の一因となります[10]．

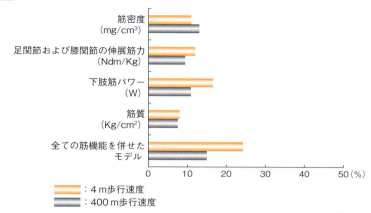

図 糖尿病患者における歩行速度と各筋機能との関連の強さについて

■：4m歩行速度
■：400m歩行速度

(文献10より引用改変)

引用文献

1) Park SW, et al : Decreased muscle strength and quality in older adults with type 2 diabetes: the health, aging, and body composition study. *Diabetes*, **55** : 1813-1818, 2006.
2) Morley JE, et al : Sarcopenia. *J Lab Clin Med*, **137** : 231-243, 2001.
3) Dorfman VB, et al : Reduction of the spinal nucleus of the bulbocavernosous volume by experimental diabetes. *Brain Res*, **1019** : 265-269, 2004.
4) Weis J, et al : Nerve conduction changes and fine structural alterations of extra- and intrafusal muscle and nerve fibers in streptozotocin diabetic rats. *Muscle Nerve*, **18** : 175-184, 1995.
5) Goodpaster BH, et al : Association between regional adipose tissue distribution and both type 2 diabetes and impaired glucose tolerance in elderly men and women. *Diabetes Care*, **26** : 372-379, 2003.
6) Tuttle LJ, et al : Lower physical activity is associated with higher intermuscular adipose tissue in people with type 2 diabetes and peripheral neuropathy. *Phys Ther*, **91** : 91 : 923-930, 2011.
7) Goodpaster BH, et al : Thigh adipose tissue distribution is associated with insulin resistance in obesity and in type 2 diabetes melitus. *Am J Clin Nutr*, **71** : 885-892, 2000.
8) Tuttle LJ, et al : Lower physical activity is associated with higher intermuscular adipose tissue in people with type 2 diabetes and peripheral neuropathy. *Phys Ther*, **91** : 923-930, 2011.
9) Andersen H, et al : Muscle strength in type 2 diabetes. *Diabetes*, **53** : 1548-1548, 2004.
10) Volpato S, et al : Role of muscle mass and muscle quality in the association between diabetes and gait speed. *Diabetes Care*, **35** : 1672-1679, 2012.

鈴木康裕　筑波大学附属病院リハビリテーション部

A サルコペニアの一種として捉えることができ，その原因として，①不適切な血糖管理（高血糖），②筋の脂肪化すなわち脂肪筋への変性，③糖尿病性多発神経障害の罹患，が挙げられます．また糖尿病患者の筋力低下や筋質（単位面積当たりの筋力）の悪化は，歩行速度の低下の原因となります．

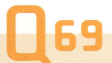

筋繊維の糖代謝の特性について教えてください

骨格筋線維の特徴はどのようなものですか？

　人の体重のおよそ40％を占める組織である骨格筋は，運動機能だけでなくエネルギー代謝に優れ，生体の臓器として重要な役割を担っています[1]．骨格筋の機能障害は様々な疾患を発症する原因の大きな一つとなります．そのため，質の高い運動により骨格筋が強化されることで疾患予防や改善，生命予後に対してもより良い影響を与えます．骨格筋を構成する筋線維には遅筋（タイプⅠ）線維と速筋（タイプⅡ）線維が存在し，線維によって収縮特性，代謝能力，微細構造，疲労耐性において特徴が異なります[2]．つまり，1つの骨格筋をつくる筋線維タイプの構成比率（組成比）に応じて，発揮する能力が異なってくるのです．

　遅筋線維は，ミトコンドリアや毛細血管に富み，TCA回路や脂肪酸の代謝経路であるβ酸化系を構成する酵素活性が高く，好気的代謝能力に優れているため，疲労耐性が高くなります[2,3]．

　速筋線維は，骨格筋収縮速度が速く，解糖系を構成する酵素活性およびクレアチンキナーゼ活性が高いため嫌気的代謝能力に優れています[2,3]．速筋線維による嫌気的代謝能力は，血流や酸素供給に依存せずに，エネルギー源として筋細胞内のクレアチンリン酸とグリコーゲンを使用し，好気的代謝能力に比べてより高いエネルギー出力をより短時間で発揮することが可能です．しかし，このエネルギー源は，急速に欠乏してしまう欠点があるため，疲労耐性は低いのが特徴です．

筋線維の糖代謝の特性とは何ですか？

　糖質の代謝は身体の諸臓器で行われますが，骨格筋は最大の糖質消費臓器であり，血液から脂肪酸とともに糖質の80％以上を，筋収縮のエネルギー源として取り込んでいます[4]．骨格筋の糖質利用に際し，糖質の細胞膜内への取り込みに重要な役割を果たしているのが糖輸送担体4（GLUT4：glucose transporter 4）です．このGLUT4は，インスリン作用や筋収縮に伴い発現量が増加し，骨格筋の糖質の取り込みが活性化することがわかっています[5]．

　GLUT4は，細胞内のエネルギーセンサーとしての役割があるAMP-activated protein kinase（AMPK）とよく連携し働きます．AMPKは細胞内の細胞膜内の糖質量が豊富な時はAMPKの働きを抑えていますが，糖質量が減った時にはAMPKの働きが活性化し，細胞内のGLUT4の細胞膜へのトランスロケーションを促進して，筋細胞内への糖取り込み作用を高めています【図】[6]．また，運動時には骨格筋より分泌されるマイオカインの一種であるIL-6（interleukin-6）の分泌が促進され，AMPKの活性化に関与することが明らかになっています[7]．

図 骨格筋細胞内への糖質取り込み機序　　　　　　　　　　　（文献6より引用）

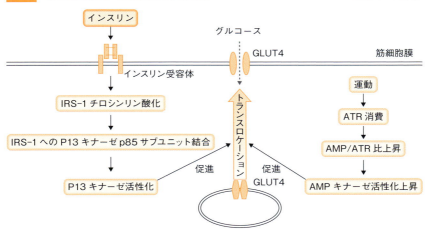

糖質の取り込みには，インスリンに依存したPI3キナーゼ活性化を介した経路とインスリンに依存しないAMPキナーゼ活性化を介した経路が存在します．いずれの経路もGLUT4を細胞膜表面へ移動させ，糖質取り込みに働きます．

　加齢や不活動に伴う骨格筋量の低下は糖質の取り込み量を低下させ，糖代謝を低下させます．しかし，有酸素運動やレジスタンストレーニングの実施によって，運動中の骨格筋への糖質取り込みを増加させることが可能です．

参考文献
1) 野村和弘, 小川 渉：骨格筋のエネルギー代謝. 実験医学, **34**：203-208, 2016.
2) 秋本崇之：骨格筋（筋線維タイプ移行）. 医学のあゆみ, **244**：564-568, 2013.
3) 水野谷航：骨格筋線維タイプの食品栄養学的制御に関する研究. 日本栄養・食糧学会誌, **69**：3-9, 2016.
4) 川中健太郎：運動と骨格筋：糖代謝の視点から. アンチ・エイジング医学, **7**：25-31, 2011.
5) 門脇 孝・他：カラー版糖尿病学基礎と臨床. 西村書店, 2007, pp141-144.
6) 中村武寛・他：糖代謝異常. *Nippon Rinsho*, **62**：1091-1097, 2004.
7) 薬師寺洋介・他：運動療法とマイオカイン. *Diabetes Frontier*, **25**：381-385, 2014.

IV　運動療法

村野 勇　土浦協同病院リハビリテーション部

A

筋線維タイプの構成比率に応じて，異なった糖代謝能力が生じます．糖代謝に関与する骨格筋の作用について理解することは臨床上有意義なことです．

Q70 バランス機能の評価法を教えてください

バランス能力とは？―糖尿病患者との関係―

　糖尿病患者は非糖尿病患者に比べてバランス能力が低いといわれています[1]．さらに糖尿病患者間でも糖尿病神経障害を合併しているとバランス能力はさらに低下してしまうことが明らかになってきました[2]．では，バランス能力とは一体何なのでしょうか．バランス能力は「重力下において身体重心を支持基底面内に維持，あるいは支持基底面内に戻すことにより平衡を維持する能力」と定義されています[3]．わかりやすくするために人が立った状態を例にします．まず人が立っている状態で，その姿勢を崩さずに保つことが身体重心を支持基底面内に維持することとなります．もし仮に人に押されて姿勢が崩れた場合でも倒れずに元の姿勢に戻ることや，一歩足を踏み出して倒れないように身体を支えることが身体重心を支持基底面内に戻すことにあたります．

糖尿病患者のバランス機能の評価法には何があるのか？

　一般的にバランス能力の評価については様々な方法があり，糖尿病患者に限らず，それらの指標を用いることで転倒リスク身体機能との関連を示すものが数多くあります．代表的なものには Functional Reach Test（FRT），Timed up and Go test（TUG），開眼・閉眼片脚立位検査などがあります．FRT は転倒リスクを反映し，TUG は転倒リスクに加えて，活動範囲の予測も可能です．片脚立位検査は転倒リスクに加えて感覚障害，下肢筋力を反映しており，最近は開眼片脚立位時間の低下は糖尿病神経障害の予測に有用であるといわれています．いずれの検査も特殊な機器を用いずに短時間で測定可能であり，臨床の現場でも多く用いられています．しかし簡便に評価できる反面，若年〜中年の比較的若い糖尿病患者にそれらを用いた場合には天井効果を示すことがあります．そこで，糖尿病患者に対してのバランス評価として重心動揺計を使用した姿勢安定度評価指標（Index of Postural Stability；IPS）が注目されています【図】．特徴として高い再現性と，天井効果を示さないといわれ[4]，若年の糖尿病患者や比較的バランス能力が保たれている糖尿病患者に対してもバランス能力の評価が可能です．さらに近年，IPS に改良を加えた修正 IPS（MIPS）も開発され糖尿病初期から引き起こされている可能性がある糖尿病神経障害由来での軽微なバランス能力低下も評価が可能であると期待されています[5]．

図　IPSの概念図

（文献4より引用，一部改変）

1) 重心動揺面積 ＝ $\dfrac{\text{中央}＋\text{前方}＋\text{後方}＋\text{右方}＋\text{左方}}{5}$

　（□で表す5つの短形面積の平均値）

2) 安定域面積 ＝ （安定域左右径）×（安定域前後径）

　（■で表す短形面積）

姿勢安定度評価指標（IPS）＝ log $\dfrac{(\text{安定域面積})＋(\text{重心動揺面積})}{(\text{重心動揺面積})}$

※算出された値が大きいほどバランス能力が高いことを示す

参考文献

1) 岡 尚省：重心動揺に関する研究　第2編　糖尿病について．慈恵医大誌，**103**：1093-1101，1988．
2) Menz HB, et al：Walking stability and sensorimotor function in older diabetic peripheral neuropathy. *Arch Phys Med Rehabil*, **85**：245-252, 2004.
3) Nashner LM：Sensory, neuromuscular, and biochemical contributions to human barance. in Balance (ed by Duncan PM). Proceedings of American Physical Therapy Association forum. APTA, Alexandria (VA)：5-12, 1990.
4) 望月 久，峯島孝雄：重心動揺計を用いた姿勢安定度評価指標の信頼性および妥当性．理学療法学，**27**：199-203，2000．
5) 鈴木康裕・他：軽度神経障害合併糖尿病患者における姿勢安定度評価指標を用いたバランス能力評価について．理学療法科学，**31**：1-5，2016．

A

金子敬弘　けいゆう病院リハビリテーション科

糖尿病患者に対してのバランス能力評価は，臨床現場では特別な機器を用いず簡便に測定が可能なFRTやTUG，片脚立位検査のほかに，重心動揺計を用いたIPSやMIPSを用いることでより詳細なバランス評価が可能です．

Q71 糖尿病患者と転倒について教えてください

　現在，わが国における介護が必要となる主な原因として転倒骨折が挙げられます（第4位，全体比11.8%）[1]が，糖尿病患者も転倒しやすいことが知られています[2,3]．糖尿病を有する高齢者の転倒報告は多く，海外では糖尿病でない方に比べて転倒のしやすさが5倍にも上るとの報告もあり[2]，わが国においても約2倍と報告されています[3]．

　糖尿病患者の転倒には，様々な因子が複合的に関与しているものと考えられています【図】．糖尿病合併症の中で，糖尿病性多発神経症（diabetic polyneuropathy：以下DPN）は転倒と関連が強いと考えられており[4]，DPNに罹患した糖尿病患者は，していない患者に比べ約2倍に転倒リスクが高まることが報告されています[5]．DPNに罹患することによりバランス能力が低下することが知られており，たとえば平地歩行時や階段昇降時に足圧中心部[*1]に対して身体重心の位置が内側横方向へ乖離が生じてしまいますが，この現象が糖尿病患者に側方向への転倒の原因として考えられ，この乖離の程度はDPN患者の深部感覚（振動覚）と相関しています[6]．またDPN患者は，階段昇降を行う際に足関節と膝関節の筋力発揮が

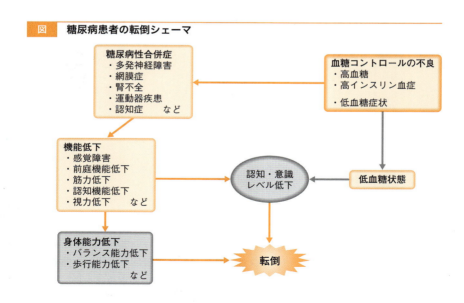

図　糖尿病患者の転倒シェーマ

[*1] 立位姿勢をとる場合，足底に床反力という力が作用する平均位置のことで，床反力ベクトルの作用点となる．

遅延してしまい，この現象も転倒に関係する可能性があります[7]．

そしてDPNに罹患すると足関節ではなく股関節優位の姿勢制御の戦略をとるため，体軸がぶれやすく，DPN患者は重心動揺が発生しやすいと考えられています[8]．しかし糖尿病患者の重心動揺については，必ずしもDPNが主原因とはならず前庭機能低下や糖尿病性合併症である視覚障害の影響についての指摘もあります[9]．

最近，わが国における運動器疾患を対象とした地域コホートによる大規模研究（Research on Osteoarthritis/osteoporosis Against Disability：ROAD）においては，転倒と糖尿病との関連性はみられなかった，との報告がなされました[10]．わが国において，DPNに罹患していない軽度もしくはコントロール良好な糖尿病に関しては転倒のリスクは少ないとの見方もあり，今後，転倒と糖尿病の関係については，調査対象の属性を整理し，幅広く調査を続けていく必要があると思われます．

引用文献

1) 大臣官房統計情報部人口動態・保健社会統計課世帯統計室編：平成25年国民生活基礎調査．厚生労働省，2014．
2) Allet L, et al：Gait characteristics of diabetic patients: a systematic review. *Diabetes Metab Res Rev*, **24**：173-179, 2008.
3) Chiba Y, et al：Risk factors associated with falls in elderly patients with type 2 diabetes. *J Diabetes Complications*, **29**：898-902, 2015.
4) Macgilchrist C, et al：Lower-limb risk factors for falls in people with diabetes mellitus. *Diabet Med*, **27**：162-168, 2010.
5) Schwartz AV, et al：Older women with diabetes have a higher risk of falls: a prospective study. *Diabetes Care*, **25**：1749-1754, 2002.
6) Brown SJ, et al：Diabetic peripheral neuropathy compromises balance during daily activities. *Diabetes Care*, **38**：1116-1122, 2015.
7) Handsaker JC, et al：Contributory factors to unsteadiness during walking up and down stairs in patients with diabetic peripheral neuropathy. *Diabetes Care*, **37**：3047-3053, 2014.
8) Simmons RW, et al：Postural stability of diabetic patients with and without cutaneous sensory deficit in the foot. *Diabetes Res Clin Pract*, **36**：153-160, 1997.
9) Bonnet CT, Ray C.：Peripheral neuropathy may not be the only fundamental reason explaining increased sway in diabetic individuals. *Clin Biomech*, **26**：699-706, 2011.
10) 村木重之：糖尿病と転倒リスク．糖尿病，**6**：20-24, 2014.

鈴木康裕　筑波大学附属病院リハビリテーション部

> 糖尿病患者は，糖尿病ではない患者と比べて転倒しやすい可能性があります．転倒要因は，糖尿病性神経障害に起因する感覚障害や筋力低下，さらに前庭機能および認知機能の低下，視覚障害などを併せたバランス能力低下などが挙げられますが，糖尿病でない対象に比べてより多くの要因が複雑に関与していると考えられます．

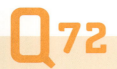

糖尿病腎症の運動について教えてください

糖尿病腎症患者の運動療法は，リスクを考慮したうえで行う

　これまで，糖尿病腎症患者の運動療法は腎血流量低下の懸念から制限する傾向がありました．しかしその根拠は乏しく，近年では適度な運動により心血管疾患やメタボリックシンドロームの予防などが期待できることから，運動療法は推奨されています．しかし糖尿病腎症患者は，腎症の病期や合併症により症状は様々であることから，それらを考慮し運動療法を行う必要があります．糖尿病腎症の病期は，蛋白尿や腎機能指標により第1期から第5期に分類され，それに準じた運動方法や生活様式が推奨されています【付表6】(**167頁**)[1]．以下に，病期別の運動療法の注意点を示します．

①腎症前期〜顕性腎症期（第1〜3期）

　原則，通常の糖尿病の運動療法（中等度負荷）を行います．これは運動時の心拍数が100〜120拍/分程度，"楽である〜ややきつい"と感じる程度の運動を指します．ただし，運動により尿蛋白の増加など腎機能悪化所見を認める場合は，運動強度を軽くします．顕性腎症期（第3期）以降は，腎機能低下に伴う症状（むくみ，息切れ，食欲不振等）が出現してくることがあるため，高強度の運動療法は避けます．

②腎不全期（第4期）

　体力を維持する程度の運動強度に調整する必要があります．ただし運動は禁止するのではなく，歩行運動や低強度筋力トレーニング（10〜15回まで繰り返し行える負荷）は実施可能です．その際は急な血圧上昇を予防するため，息こらえをしないよう指導します．また腎機能低下に伴う症状（前述以外に易疲労，貧血，顔色不良，嘔気等）に配慮し，症状やバイタルサインの変動に十分注意しましょう．

③透析療法期（第5期）

　血液透析患者の運動療法は，週3〜4回の中等度有酸素運動に加え，可能なら低〜中等強度の筋力トレーニングを併用します．自宅で行う場合は，透析の疲労の影響が少ない非透析日を選ぶようにします．また近年では，透析中に運動療法を行うことも推奨されています．シャント部分に負担がかからないよう，有酸素運動は臥位や座位にて下肢エルゴメータを用いて実施したり，筋力トレーニングは自重やトレーニングチューブを使用し行ったりします．透析中に行う場合は，循環動態が安定している透析開始から2時間以内を目途に実施します．

糖尿病腎症の運動療法を実施する際の注意点は？

　糖尿病腎症患者の運動療法を行う際の注意点を，【表】に示します[2]．糖尿病腎症では，

表　糖尿病腎症患者のリスク管理　　　　　　　　　　　　　　　（文献2より引用）

1. **低血糖**
   - 腎機能が低下するとインスリンの分解と代謝機能が低下するため低血糖になりやすい
   - インスリン分泌促進薬やインスリン注射を使用している場合には低血糖に注意する
2. **糖尿病網膜症**
   - 増殖性網膜症では積極的な運動は禁忌
   - 眼底出血を避けるため，血圧上昇（バルサルバ手技）と低血糖（交感神経を刺激）に注意する
   - 眼科医の診察結果（網膜症の病期）を把握しておく
3. **糖尿病神経障害**
   - 多発性神経障害があれば足部の感覚障害による足病変の出現に注意する
   - 自律神経障害があれば安静時頻拍，起立性低血圧，無自覚性低血糖，無痛性心筋虚血に注意する
4. **動脈硬化症**
   - 心臓：心筋梗塞の既往や冠動脈の有意狭窄病変の有無，負荷心電図の結果を把握しておく
     負荷心電図にて虚血が陽性であれば，その時点の収縮期血圧と心拍数を確認する
   - 下肢：閉塞性動脈硬化症があればankle-blachial index（ABI）の結果や足病変の有無を確認する
5. **その他（腎機能低下にともなう症状）**
   - 水分貯留：全身の浮腫（四肢や胸水），高血圧，心不全兆候に注意する
   - 高カリウム血症：重症不整脈の出現に注意する
   - 貧血：頻脈，息切れ，易疲労が出現する
   - 自覚症状：尿毒症になると食思不振，倦怠感，息切れ，易疲労が出現しやすい

腎機能低下に伴いインスリン分解と代謝機能が低下し，かつ薬剤の体内蓄積が起こるため，低血糖に注意が必要です．また糖尿病腎症患者は，網膜症や神経障害も合併していることが多くそれらのリスク管理も必要です．さらに腎機能悪化に伴い，心血管疾患発症のリスクが高まることから，運動実施前には負荷心電図で評価を行うことが推奨されています．

文献
1) 日本糖尿病学会編：糖尿病治療ガイド2016-2017．文光堂，2016，pp80-85．
2) 平木幸治：糖尿病の理学療法．糖尿病腎症に対する理学療法（大平雅美・他編集），メジカルビュー社，2015，pp166-177．

堀田千晴　聖マリアンナ医科大学病院リハビリテーション部

糖尿病腎症患者の運動療法は，腎症の病期や保有する合併症に応じて運動内容を調節したうえで行うべきです．

Q73 サルコペニア肥満とは何ですか？

サルコペニア肥満とは，サルコペニア（加齢に伴う骨格筋の減少）と肥満（正常より体重が多い状態）が併存した状態をいいます．病態は悪循環により単純に組み合わせた場合よりも重くなります．

診断基準

ヨーロッパでは 2010 年に European Working Group on Sarcopenia in Older People（EWGSOP）により，アジアでは 2014 年には Asian Working Group for Sarcopenia（AWGS）よりサルコペニアに関するコンセンサスが発表されました．一方，サルコペニア肥満における肥満の判定には，BMIや体脂肪量，内臓脂肪面積，体脂肪率などが使用されており統一した診断基準はありません．サルコペニア肥満では，筋肉が脂肪に変わっている正常体重の症例も多く含まれる可能性があり，BMI の測定では検出困難なため，日本では体脂肪率を測定し男性 25％以上，女性 30％以上である場合にサルコペニア肥満とすることが適切とされています[1]．【図1】に EWGSOP の診断アルゴリズムに日本で適切とされているサルコペニアと肥満の基準を示します．

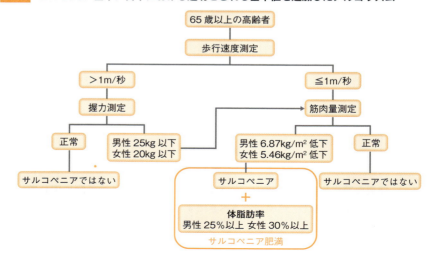

図1 EWGSOP 基準に日本における適切とされる基準値を追加したアルゴリズム

図2 筋量減少の悪循環

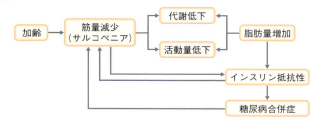

悪循環

　加齢に伴い筋量は減少します．筋量・筋力の低下は代謝障害や身体機能の低下から活動量の低下を引き起こします．また，代謝・活動量の低下は脂肪量の増加につながりインスリン抵抗性を引き起こします．インスリンは蛋白同化ホルモンとしての働きをもっており，筋の分解を抑制して合成を促進します．インスリン抵抗性と筋蛋白合成変化量の間には負の相関関係があり，インスリン抵抗性により筋量減少を起こす悪循環となります【図2】．

サルコペニア肥満のリスク

　サルコペニア肥満の確立された診断基準はありませんが，高齢者におけるサルコペニア肥満の有病率は 2.8 〜 19.8% との報告があります[2]．サルコペニア肥満は，サルコペニア単独や肥満単独に比べ，下肢筋力の低下や，立ち上がり，歩行などの身体機能の低下を強く認め，歩行速度の低下率も大きいです．

　また，肥満単独よりもサルコペニア肥満のほうがインスリン抵抗性やメタボリックシンドローム，虚血性心疾患などの疾病リスクが高く[3] ADL の低下や死亡リスクの上昇につながると懸念されています．

参考文献
1) 厚生労働科学研究補助金（長寿科学総合研究事業）高齢者における加齢性筋肉減弱現象（サルコペニア）に関する予防対策確立のための包括的研究研究班：サルコペニア：定義と診断に関する欧州関連学会のコンセンサスの監訳．日老医誌，**49**：788-805，2012．
2) Prado CM, et al：Sarcopenic obesity：A critical appraisal of the current evidence．*Clin Nutr*, **31**：583-601, 2012.
3) Chung JY, et al：Body composition and its association with cardiometabolic risk factors in the elderly：afocus on sarcopenic obesity．*Arch Gerontol Geriatr*, **56**：270-8. 2013.

笠原啓介　君津中央病院リハビリテーション科

> **A**　サルコペニア肥満とは，サルコペニアと肥満をあわせもつ状態をいいます．単なる病態の組み合わせではなく，悪循環により身体機能低下や代謝異常をより強く認めます．

Q74 運動によるサルコペニアの予防効果について教えてください

運動の効果は骨格筋の同化作用（物質が合成される）を促進し，異化作用（物質が分解される）を抑制することです．筋量は同化作用と異化作用の微細なバランスによって保たれています【図1】．

筋量は，同化が異化を上回った場合に増加し，逆に異化が同化を上回ると減少します．脂肪や疾患に伴う慢性炎症から誘発されるものに tumor necrosis factor（TFN）-α や Interleukin（IL）-1β などの炎症性サイトカインがあります．この炎症性サイトカインは筋肉の合成を抑制し，筋量減少や筋力低下を引き起こします．一方 Insulin-like growth factor（IGF）-1 や男性ホルモンには筋肉の同化作用があります．また，栄養ではバリン，ロイシン，イソロイシンやビタミン D が同化作用に重要です．

加齢による異化作用の増加

加齢による脂肪組織の増加や慢性閉塞性肺疾患，癌などの慢性炎症性疾患の罹患は，炎症性のサイトカインの分泌を増加させます．また，加齢に伴い IGF-1 の血中濃度の低下[1]や栄養摂取の不十分により，結果として，筋の異化作用を有するものは増加し，筋の同化作用を有するものは減少するため，筋肉量は減少しやすい状態となります【図2】．

運動の効果

加齢に伴い減少してしまう IGF-1 は骨格筋の収縮によって分泌を促進させることができます．

また，運動は炎症性サイトカインを分泌する脂肪組織を減少させる効果もあります．つまり，運動は骨格筋の同化作用を促進させる一方，脂肪組織を減少させ異化作用を抑制させる異化抑制と同化促進の両方の効果があります【図3】．

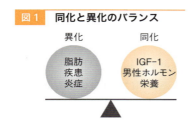

図1 同化と異化のバランス

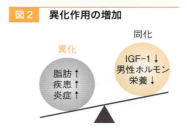

図2 異化作用の増加

運動の方法

サルコペニア予防のために運動が勧められていますが，運動はレジスタンストレーニングと有酸素運動が効果的です．

筋量増大のためのレジスタンストレーニングは，最大挙上重量の80％以上の強度で，8～12回を2～3セット，週3回の頻度で3ヵ月以上行う必要があるとされています[2]．一方，サルコペニア予防のためには自覚的運動強度で「ややきつい」と感じる程度のレジスタンストレーニングを継続的に実践することが有効との報告もあります[3]．

特に高齢者では，高強度運動により，運動器や循環器に過度のストレスをもたらす危険を伴うことがあります．スロートレーニングは，通常では筋肥大や筋力増強をもたらさない低強度でも効果をもたらすことが示されおり[4]，運動方法も患者に合ったものを選択し継続することが重要です．

また，身体活動量とIGF-1には相関関係があり，レジスタンストレーニングによる筋量・筋力の効果だけでなく，身体機能も考慮したウォーキングなどの全身運動も効果的です．さらに中年期以降から骨格筋や内臓脂肪の加齢変化は始まりますので，中年期から運動を習慣化しておくことは重要です．

図3 運動による同化作用の増加

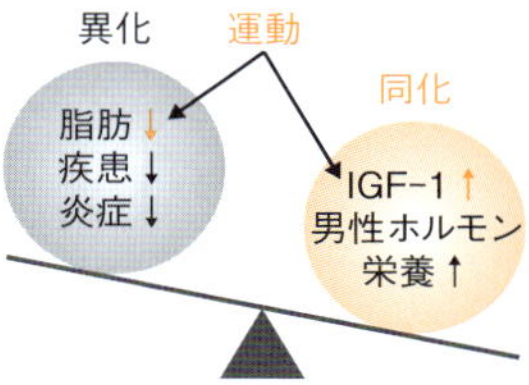

異化：脂肪↓ 疾患↓ 炎症↓
同化：IGF-1↑ 男性ホルモン 栄養↑

参考文献

1) Lamberts SW, et al : The Endocrinology of Aging. *Science*, **278** : 419-424, 1997.
2) 宮地元彦：運動介入によるサルコペニア予防・治療の可能性. *Modern Physician*, **31** : 1359-1361, 2011.
3) 厚生労働科学研究補助金（長寿科学総合研究事業）高齢者における加齢性筋肉減弱現象（サルコペニア）に関する予防対策確立のための包括的研究 研究班：サルコペニア定義と診断に関する欧州関連学会のコンセンサスの監訳. 日老医誌, **49** : 788-805, 2012.
4) Watanabe Y, et al : Increased muscle size and strength from slow-movement, low-intensity resistance exercise and tonic force generation. *J Aging Phys Act*, **21** : 71-84, 2013.

笠原啓介　君津中央病院リハビリテーション科

A
運動はIGF-1の分泌により同化を促進し脂肪の減少により異化を抑制します．
サルコペニア予防の運動はレジスタンストレーニングと有酸素運動が有効であり，日常生活での活動量も増加させていくことが重要です．

Q75 糖尿病足病変リスクの存在する患者の運動時の注意点について教えてください

糖尿病足病変の主要なリスクは糖尿病神経障害と末梢動脈疾患である

　糖尿病足病変とは，神経障害や末梢血流障害を有する糖尿病患者の下肢に生じる感染，潰瘍，深部組織の破壊性病変[1])と定義されています．糖尿病による高血糖状態は免疫力の低下を招き，感染を引き起こしやすくなります．潰瘍は外傷や過荷重が原因で皮膚の一部が欠損した状態であり，感染すると周囲が赤くなり出血や膿を伴います．潰瘍が進行すると壊疽となり，皮膚や皮下組織が死滅して暗褐色や黒色に変化します．深部感染や重症虚血の結果，壊死した場合は切断を余儀なくされます．

　糖尿病足病変の発症に関与する主なリスクは糖尿病神経障害と末梢動脈疾患であり，そこに外的因子がきっかけとなって潰瘍や壊疽に進行していきます[2])．糖尿病神経障害の主な症状は知覚神経障害であり，外傷や火傷に気づきにくくなり重症化の原因となります．また，自律神経障害による発汗機能低下は皮膚の乾燥を招き，皮膚の亀裂や白癬の感染を引き起こします．運動神経障害による足部内在筋の筋萎縮が生じると足趾が変形し，靴ずれや足底負荷量の上昇による胼胝（タコ）の原因となります．末梢動脈疾患は糖尿病による動脈硬化が原因であり，全身の血管が徐々に硬くなっていきます．安静時痛が生じるほど重症化すると下肢が虚血状態となり，足の先端から潰瘍や壊疽が形成されていきます．

糖尿病足病変リスクの存在する患者の運動時の注意点

　前述した通り，糖尿病足病変のリスクのある患者は外的因子がきっかけで潰瘍や壊疽に進行するといった特徴があります【図】．そのため，運動時に最も気をつけないといけないことは外的因子の発症予防，早期発見になります．特に運動時に生じやすい靴擦れなどの外傷，胼胝の有無を確認し，早期に対応することが重要となります．また，運動前に糖尿病神経障害や下肢虚血の状態を評価することも大切です．

図 糖尿病足病変の潰瘍，壊疽の発症までの流れ

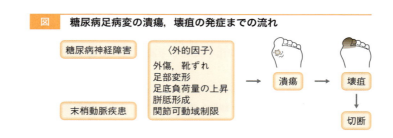

【観察】

　患者には毎日素足を観察してもらうことが重要であり，特に運動前後で足の状態の確認は必須です．観察による感染，外傷，爪の変形，白癬，胼胝などの早期発見が重要であり，異常があれば主治医に相談するように指導します[3]．また外傷や胼胝などの部位や大きさを確認したり，写真を撮るなどして状態の変化がわかるようすることも大切です．

【靴擦れなどの外傷への対応】

　まず，足の保護のために必ず靴下を履いてもらいます．靴下は清潔なものを身に着け，白や淡い色のものを選んでおくと，出血した際に発見がしやすくなります．そのうえで靴のフィッティングを行っていきます．特に変形によって靴擦れが生じやすい先端形状の選択が重要であり，足先に余裕があるラウンド型の靴を履いてもらいます．

【胼胝の対応】

　胼胝は前足部と足趾に起こりやすく，原因は局所の足底負荷量の上昇です．前足部の胼胝が発生する要因の一つに糖尿病神経障害による足関節の背屈制限があります．胼胝の存在や足底負荷量の上昇が認められる場合，圧の分散が均等になるようなオーダーメイドのインソールを作製してから運動を行っていきます．また，足趾の胼胝は主に足趾変形や靴のフィッティング不良により生じます．胼胝の改善にはシリコン製の足趾パッドが有効とされており，装着により潰瘍の形成が抑制できます．

【下肢虚血への対応】

　虚血に対しては血流の評価が重要です．ABIやSPP，MRAなどの血流の評価を確認することや，動脈触知を行うことにより虚血のリスクを感知する必要性があります．また虚血の治療には人工炭酸泉温浴などの物理療法の効果も示されています．

参考文献
1) 日本糖尿病学会編：科学的根拠に基づく糖尿病診療ガイドライン2013．南光堂，2013，pp129-140．
2) 河辺信秀：糖尿病足病変の研究と理学療法介入．理学療法学，**40**：688-695，2013．
3) 糖尿病治療ガイド2016-2017，文光堂，2016，pp88-89．

IV　運動療法

二宮秀樹　千葉中央メディカルセンターリハビリテーション課

A

糖尿病足病変の主なリスクは糖尿病神経障害と末梢動脈疾患であり，運動時は潰瘍や壊疽の進行に繋がる外的因子の発症予防，早期発見が重要です．

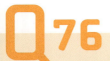

活動量計付き歩数計を用いた運動指導方法について教えてください

　歩数計・活動量計は，利用者自身が取り組んだ今日の実際の数値を知ることで，運動の意欲向上や継続に繋げることを助ける手段として用います．

活動量計の効果

①自らの行動パターンや身体活動量を客観的に評価できる
　利用者自身が，身体活動量をフィードバックし客観的に評価できるだけでなく，望ましい行動と望ましくない行動も振り返ることができます．
②具体的な行動目標を設定しやすい
　運動量の設定は，現状の身体活動量＋2,000歩/日の増量から処方します[1]．
③身体活動量の向上とモチベーションの維持
　活動量計の装着により1日の平均歩数が約2,700歩増加した報告があります[2]．また，リアルタイムに自己評価して目標活動へ帳尻を合わせるなど，意識的・無意識的に自身の行動に反映できます．

運動継続に効果的な使用方法

【活動量計の選び方】
①対象者の特徴を把握
　清掃員や調理従事者，主婦のように，歩行は多くないがそれ以外の活動が多い職種には活動量を，営業・看護師などよく歩く職業は歩数など，職種によって選択しましょう．
②運動計画目標に即した指標を選択する
　利用者の今後の身体活動内容を考慮しましょう．歩数・距離を意識するのなら歩数関連指標，歩行だけでなく家事など含む日常動作なら消費カロリー指標，階段を意識させるなら階段上り歩数，座位時間を減らすならメッツ指標など，指導での留意点と計測が一致する機能が入っているものを選択します．
③定期的に装着できる環境で調製
　利用者の服装や時や場所から，活動量計のサイズ，重さ，画面（文字の大きさ，ライトの有無）を考慮し，装着しやすいものを選択します．
【実際の使い方のポイント（装着場所，装着時間）】
①装着場所
　各機器の説明書に則るのが大前提ですが，精度を担保する上でのゴールドスタンダードは腰（体幹部に近く）が望ましいです．3軸式加速度計の精度向上に伴い，手首や鞄の中でも

図　わたしムーブ

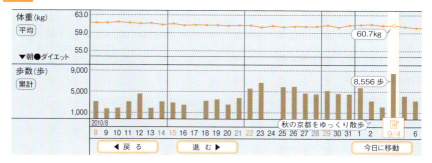

計測可能になりましたが，経過を比較するには装着場所は日ごと変更しない方が誤差は生じにくいです．

②装着時間

　活動量は装着時間に依存するので，日常の代表的な身体活動を把握する意味では10時間以上の装着を推奨します．その際，勤労者は平日，休日で行動が異なるので，両日とも装着しましょう．

【フィードバックの方法】

　日，週，月，年という単位での活動量推移はフィードバックを深めます．ノートに記載してもよいですが，毎日の運動内容の記録は製品会社のデータ管理サイトや，スマホアプリなども用意され過去のデータなどの長期管理，利用者と指導者での情報共有や活動・座位行動の振り返りなど様々な使い方ができ【図】[3]，運動継続の有用性も報告されています[4]．

参考文献

1) 田村好史：糖尿病運動療法指導マニュアル（佐藤祐造編），南江堂，2011，pp21-28.
2) 保坂嘉之・他：2型糖尿病患者に対する身体活動量計を用いた療養指導についての検証．Q&Aでわかる肥満と糖尿病，**9**：5-11，2010.
3) わたしムーヴ　http://www.watashi-move.jp/pc/wm/index.html
4) Fukuoka Y, et al：A Novel Diabetes Prevention Intervention Using a Mobile App: A Randomized Controlled Trial With Overweight Adults at Risk. *Am J Prev Med*, **49**：223-237, 2015.

池永千寿子　製鉄記念八幡病院リハビリテーション部

A 活動量計は，利用者が自身の活動量を知ることで，フィードバックできるツールの一つです．運動計画を立てる際に，運動内容の把握と目標を明確にしたうえで，個人にあった機能を選択し，使用方法を伝えましょう．

付表 1　妊娠糖尿病の定義と診断基準（Q5，本文 10 頁）

定義：

妊娠糖尿病（gestational diabetes mellitus：GDM）：妊娠中にはじめて発見または発症した糖尿病に至っていない糖代謝異常である．妊娠時に診断された明らかな糖尿病（overt diabetes in pregnancy）は含めない．

診断基準：

妊娠中に発見される耐糖能異常（hyperglycemic disorders in pregnancy）には，①妊娠糖尿病（GDM），②妊娠時に診断された明らかな糖尿病（overt diabetes in pregnancy）の 2 つがあり，次の診断基準により診断する
①妊娠糖尿病（GDM）
　75 gOGTT において次の基準の 1 点以上を満たした場合に診断する．
　　空腹時血糖値≧ 92 mg/dL（5.1 mmol/L）
　　1 時間値≧ 180 mg/dL（10.0 mmol/L）
　　2 時間値≧ 153 mg/dL（8.5 mmol/L）
②妊娠時に診断された明らかな糖尿病（ovgrt diabetes in pregnancy）
　以下のいずれかを満たした場合に診断する．
　　空腹時血糖値≧ 126 mg/dL
　　HbA1c（NGSP）≧ 6.5%
　　確実な糖尿病網膜症が存在する場合
　　随時血糖値≧ 200 mg/dL あるいは 75 gOGTT で 2 時間値≧ 200 mg/dL の場合[注1]．
　いずれの場合も空腹時血糖か HbA1c で確認

注 1）：HbA1c（NGSP）＜ 6.5% で 75 gOGTT　2 時間値≧ 200 mg/dL の場合は，妊娠時に診断された明らかな糖尿病とは判定し難いので，ハイリスク GDM とし，妊娠中は糖尿病に準じた管理を行い，出産後は糖尿病に移行する可能性が高いので厳重なフォローアップが必要である．

（日本産科婦人科学会，日本糖尿病・妊娠学会）

付表2　透析導入基準（Q42, 本文88頁）

1) 臨床症状 2) 腎機能 3) 日常生活	合計60点以上を透析導入とする ※ただし，年少者（10歳未満），高齢者（65歳以上），全身性血管合併症のあるものについては10点を加算

1) 臨床症状
  1. 体液貯留（全身性浮腫，高度の低蛋白血症，肺水腫）
  2. 体液異常（管理不能の電解質・酸塩基平衡異常）
  3. 消化器症状（悪心，嘔吐，食欲不振，下痢など）
  4. 循環器症状（重篤な高血圧，心不全，心包炎）
  5. 神経症状（中枢・末梢神経障害，精神障害）
  6. 血液異常（高度の貧血症状・出血傾向）
  7. 視力障害（尿毒症性網膜症，糖尿病性網膜症）

  1～7項目のうち
  3個以上：高度　30点
  2個　　：中等度 20点
  1個　　：軽度　10点

2) 腎機能 SCr (mg/dL)
  ［クレアチニンクリアランス（mL/min）］
  8以上　［10未満］：30点
  5～8未満［10～20未満］：20点
  3～5未満［20～30未満］：10点

3) 日常生活障害度
  尿毒症のため起床できない：高度30点　　　　　　　　　　　　　　：高度　30点
  日常生活が著しく制限される　　　　　　　　　　　　　　　　　　：中等度 20点
  通勤・通学あるいは家庭内労働が困難となった場合　　　　　　　　：軽度　10点

（川口良人・他：慢性透析療法の透析導入ガイドライン作成に関する研究．平成3年度厚生科学研究腎不全医療研究事業研究報告書，1992, pp125-132.）

付表3　フレイルの診断基準（Q52, 本文108頁）

以下，5項目のうち3項目以上に該当

1. 体重　　　　　　一年で体重が4.5 kg以上減少
2. 疲労感　　　　　自己評価
3. 活動量　　　　　1週間の生活活動量を評価（男性338 kcal未満，女性270 kcal未満）
4. 歩行速度の低下　15 ft（4.57 m）を歩く時間

男　性	女　性
身長≤173 cm　7秒以上 身長>173 cm　6秒以上	身長≤159 cm　7秒以上 身長>159 cm　6秒以上

5. 筋力低下　　　　握力で評価

男　性		女　性	
BMI ≤ 24 kg/m²	29.0 kg以下	BMI ≤ 23.0 kg/m²	17.0 kg以下
BMI 24.1～26.0 kg/m²	30.0 kg以下	BMI 23.1～26.0 kg/m²	17.3 kg以下
BMI 26.1～28.0 kg/m²	30.0 kg以下	BMI 26.1～29.0 kg/m²	18.0 kg以下
BMI > 28.0 kg/m²	32.0 kg以下	BMI > 29.0 kg/m²	21.0 kg以下

（吉田貞夫：フレイルティ（フレイル）とはなんですか？ *Nutrition Care*, **7**：36-37, 2014. より引用）

付表 4　国際標準化身体活動質問表（IPAQ）（Q58，本文 122 頁）

Long Version
回答にあたっては以下の点にご注意下さい．
◆強い身体活動とは，身体的にきついと感じるような，かなり呼吸が乱れるような活動を意味します．
◆中等度の身体活動とは，身体的にやや負荷がかかり，少し息がはずむような活動を意味します．

第 1 部：仕事中の身体活動に関する質問
まず最初に，仕事中の身体活動についてお尋ねします．ここでいう仕事とは，有給の仕事，自営業，農作業，ボランティア活動，学業，無給の仕事などのことです．家庭で行った活動（家事，庭仕事，自宅の手入れ，家族の介護など）は含めないで下さい．これについては第 3 部でお尋ねします．

質問 1a　現在，有給，無給を問わず何か仕事をお持ちですか？
□ はい □ いいえ（→第 2 部：移動の身体活動に関する質問 へ）

これから，この 1 週間における，仕事中の身体活動についてお尋ねします．ここでは通勤は含めないで下さい．1 回につき少なくとも 10 分間以上続けて行った仕事中の身体活動についてのみ考えて，お答え下さい．

質問 1b　この 1 週間では，仕事中に強い身体活動（重い荷物の運搬作業，肉体労働など）を行った日は何日ありましたか？
□ 週＿＿＿日　□ ない（→質問 1d へ）

質問 1c　仕事中に強い身体活動を行った日には，平均して，1 日合計でどのくらいの時間そのような作業を行いましたか？
1 日＿＿＿時間＿＿＿分

質問 1d　この 1 週間では，仕事中に中等度の身体活動（軽い荷物の運搬作業など）を行った日は何日ありましたか？
□ 週＿＿＿日　□ ない（→質問 1f へ）

質問 1e　仕事中に中等度の身体活動を行った日には，平均して，1 日合計でどのくらいの時間そのような作業を行いましたか？
1 日＿＿＿時間＿＿＿分

質問 1f　この 1 週間では，仕事中に少なくとも 10 分以上続けて歩いた日は何日ありましたか？通勤時の歩行は含めないで考えて下さい．
□ 週＿＿＿日　□ ない（→第 2 部：移動の身体活動に関する質問へ）

質問 1g　仕事中に少なくとも 10 分以上続けて歩いた日には，平均して，1 日合計でどのくらいの時間歩きましたか？
1 日＿＿＿時間＿＿＿分

第 2 部：移動の身体活動に関する質問
ここでは，さまざまな場所へ移動したとき（通勤，買い物，映画を見に行ったときなど）にどのような方法で移動したのかについてお尋ねします．

質問 2a　この 1 週間では，電車，バス，車，オートバイなどの乗り物（自転車は含まない）を利用した日は何日ありましたか？
□ 週＿＿＿日　□ ない（→質問 2c へ）

質問 2b　乗り物を利用した日には，電車，バス，車，オートバイなどの乗り物（自転車は含まない）に，平均して，1 日合計でどのくらいの時間乗りましたか？
1 日＿＿＿時間＿＿＿分

次に，自転車と歩行による移動（通勤，お使いなど）について考えて下さい．

質問 2c　この 1 週間では，移動のために少なくとも 10 分以上続けて自転車に乗った日は何日ありましたか？
□ 週＿＿＿日　□ ない（→質問 2f へ）

質問 2d　移動のために自転車に乗った日には，平均して，1 日合計でどのくらいの時間自転車に乗りましたか？
1 日＿＿＿時間＿＿＿分

（次頁つづく）

付表4　つづき

質問2f この1週間では，移動のために少なくとも10分以上続けて歩いた日は何日ありましたか？
□ 週____日　□ ない（→第3部：家事など自宅での身体活動に関する質問へ）

質問2g 移動のために歩いた日には，平均して，1日合計で何分くらい歩きましたか？
1日____時間____分

第3部：家事，家の手入れ，家族の介護など，自宅での身体活動に関する質問
ここでは，自宅での身体活動（家事，庭仕事，家の手入れ，家族の介護など）についてお尋ねします．ここでも，1回につき少なくとも10分間以上続けて行った身体活動についてのみ考えて，お答え下さい．

質問3a この1週間では，庭で強い身体活動（重い荷物を持ち運んだり，穴を掘ったり，雪かきをしたり，かなり呼吸が乱れるような作業）を行った日は何日ありましたか？
□ 週____日　□ ない（→質問3cへ）

質問3b 庭で強い身体活動を行った日には，平均して，1日合計でどのくらいの時間そのような作業を行いましたか？
1日____時間____分

質問3c この1週間では，庭で中等度の身体活動（軽い荷物を持ち運ぶことなど，少し息のはずむような作業）を行った日は何日ありましたか？
□ 週____日　□ ない（→質問3eへ）

質問3d 庭で中等度の身体活動を行った日には，平均して，1日合計でどのくらいの時間そのような作業を行いましたか？
1日____時間____分

質問3e この1週間では，家の中で中等度の身体活動（軽い荷物を持ち運ぶこと，床の拭き掃除，力を使う老人の介護，子供と動き回って遊ぶことなど少し息のはずむような活動）を行った日は何日ありましたか？
□ 週____日　□ ない（→第4部：レクリエーション，運動，レジャーなどでの身体活動に関する質問へ）

質問3f 家の中で中等度の身体活動を行った日には，平均して，1日合計でどのくらいの時間そのような活動を行いましたか？
1日____時間____分

第4部：レクリエーション，運動，レジャーなどでの身体活動に関する質問
ここでは，純粋にレクリエーション，スポーツ，運動，レジャーとして行った身体活動に関してお尋ねします．ここでも，1回につき少なくとも10分間以上続けて行った身体活動についてのみお答え下さい．なお，ここまでの質問でお答えいただいた身体活動は含めないで下さい．

質問4a これまでお答えいただいた歩行（仕事中や移動での歩行）については含めないでお答え下さい．この1週間では，余暇時間に散歩やウォーキングを10分以上続けて行った日は何日ありましたか？
□ 週____日　□ ない（→質問4dへ）

質問4b 余暇として散歩やウォーキングをした日には，平均して，1日合計してどのくらいの時間歩きましたか？
1日____時間____分

質問4d この1週間では，余暇として強い身体活動（ジョギング，速く泳ぐ，激しいエアロビクス，バスケットボール，登山など）を行った日は何日ありましたか？
□ 週____日　□ ない（→質問4fへ）

質問4e 余暇として強い身体活動を行った日には，平均して，1日合計してどのくらいの時間，そのような活動を行いましたか？
1日____時間____分

質問4f この1週間では，余暇として中等度の身体活動（ゆっくり泳ぐこと，テニスのダブルス，野球，平地でのハイキングなど）を行った日は何日ありましたか？
□ 週____日　□ ない（→第5部：非活動的な時間に関する質問へ）

（次頁つづく）

| 付表4 | つづき |

質問 4g 余暇として中等度の身体活動を行った日には，平均して，1日合計してどのくらいの時間，そのような活動を行いましたか？
1日 ＿＿＿ 時間 ＿＿＿ 分

第5部：非活動的な時間に関する質問
最後に，毎日座ったり寝転んだりして過ごしていた時間（仕事中，自宅で，勉強中，余暇時間など）についてお尋ねします．すなわち，机に向かったり，友人とおしゃべりをしたり，読書をしたり，座ったり，寝転んでテレビを見たり，といった非活動的な時間全てを含みます．睡眠時間は含めないで下さい．また，車の運転や，電車やバスに乗っている時間については，すでにお尋ねしていますので，ここでは含めないで下さい．

質問 5a 平日には，平均して，1日合計してどのくらいの時間，座ったり寝転んだりして過ごしましたか？
1日 ＿＿＿ 時間 ＿＿＿ 分

質問 5b 休日には，平均して，1日合計してどのくらいの時間，座ったり寝転んだりして過ごしましたか？
1日 ＿＿＿ 時間 ＿＿＿ 分

Short Version
回答にあたっては以下の点にご注意下さい．
◆強い身体活動とは，身体的にきついと感じるような，かなり呼吸が乱れるような活動を意味します．
◆中等度の身体活動とは，身体的にやや負荷がかかり，少し息がはずむような活動を意味します．
以下の質問では，1回につき少なくとも10分間以上続けて行う身体活動についてのみ考えて，お答え下さい．

質問 1a 平均的な1週間では，強い身体活動（重い荷物の運搬，自転車で坂道を上ること，ジョギング，テニスのシングルスなど）を行う日は何日ありますか？
□ 週 ＿＿＿ 日 □ ない（→質問2aへ）

質問 1b 強い身体活動を行う日は，通常，1日合計してどのくらいの時間そのような活動を行いますか？
1日 ＿＿＿ 時間 ＿＿＿ 分

質問 2a 平均的な1週間では，中等度の身体活動（軽い荷物の運搬，子供との鬼ごっこ，ゆっくり泳ぐこと，テニスのダブルス，カートを使わないゴルフなど）を行う日は何日ありますか？歩行やウォーキングは含めないでお答え下さい．
□ 週 ＿＿＿ 日 □ ない（→質問3aへ）

質問 2b 中等度の身体活動を行う日には，通常，1日合計してどのくらいの時間そのような活動を行いますか？
□ ＿＿＿ 時間 ＿＿＿ 分

質問 3a 平均的な1週間では，10分間以上続けて歩くことは何日ありますか？ここで，歩くとは仕事や日常生活で歩くこと，ある場所からある場所へ移動すること，あるいは趣味や運動としてのウォーキング，散歩など，全てを含みます．
□ 週 ＿＿＿ 日 □ ない（→質問3aへ）

質問 3b そのような日には，通常，1日合計してどのくらいの時間歩きますか？
□ ＿＿＿ 時間 ＿＿＿ 分

質問 4 最後の質問は，毎日座ったり寝転んだりして過ごしている時間（仕事中，自宅で，勉強中，余暇時間など）についてです．すなわち，机に向かったり，友人とおしゃべりをしたり，読書をしたり，座ったり，寝転んでテレビを見たり，といった全ての時間を含みます．なお，睡眠時間は含めないで下さい．
平日には，通常，1日合計してどのくらいの時間座ったり寝転んだりして過ごしますか？
1日 ＿＿＿ 時間 ＿＿＿ 分

（次頁つづく）

付表4　つづき：IPAQ の計算に用いる活動強度の係数

Long Version			Short Version		
仕事中	高強度	8	高強度	8
仕事中	中等度	4	中等度	4
仕事中	歩行	3.3	歩行	3.3
移動	乗り物を利用	0		
移動	自転車	6		
移動	歩行	3.3		
自宅	高強度	5.5		
自宅	庭で中等度	4		
自宅	室内で中等度	3		
レジャー	歩行	3.3		
レジャー	高強度	8		
レジャー	中等度	4		

（村瀬訓生：身体活動量の国際標準化―IPAQ 日本語版の信頼性，妥当性の評価―厚生の指標，**49**：1-9，2002.）

付表5 　30秒椅子立ち上がりテスト（CS-30テスト）の性差年齢別基準値（Q67，本文140頁）

男性 年齢	CS-30の回数と評価				
	優れている	やや優れている	普通	やや劣っている	劣っている
20〜29	38以上	37〜33	32〜28	27〜23	22以下
30〜39	37以上	36〜31	30〜26	25〜21	20以下
40〜49	36以上	35〜30	29〜25	24〜20	19以下
50〜59	32以上	31〜28	27〜22	21〜18	17以下
60〜64	32以上	31〜26	25〜20	19〜14	13以下
65〜69	26以上	25〜22	21〜18	17〜14	13以下
70〜74	25以上	24〜21	20〜16	15〜12	11以下
75〜79	22以上	21〜18	17〜15	14〜11	10以下
80〜	20以上	19〜17	16〜14	13〜10	9以下

女性 年齢	CS-30の回数と評価				
	優れている	やや優れている	普通	やや劣っている	劣っている
20〜29	35以上	34〜29	28〜23	22〜18	17以下
30〜39	34以上	33〜29	28〜24	23〜18	17以下
40〜49	34以上	33〜28	27〜23	22〜17	16以下
50〜59	30以上	29〜25	24〜20	19〜16	15以下
60〜64	29以上	28〜24	23〜19	18〜14	13以下
65〜69	27以上	26〜22	21〜17	16〜12	11以下
70〜74	24以上	23〜20	19〜15	14〜10	9以下
75〜79	22以上	21〜18	17〜13	12〜9	8以下
80〜	20以上	19〜17	16〜13	12〜9	8以下

（中谷敏昭・他：30秒椅子立ち上がりテスト（CS-30テスト）成績の加齢変化と標準値の作成．臨床スポーツ医学，**20**：349-355，2003．）

付表6　糖尿病腎症生活指導基準（Q72，本文150頁）

病　期	検査値 ①尿アルブミン値 　（mg/gCr） 　あるいは尿蛋白値 　（g/gCr） ② GFR（eGFR） 　（mL/min/1.73 m²）	生活一般	運　動	勤　務	家　事
第1期 （腎症前期）	①正常アルブミン尿 　（30未満） ② 30以上	・普通生活	・原則として糖尿病の運動療法を行う	・普通勤務	・普通
第2期 （早期腎症期）	①微量アルブミン尿 　（30〜299） ② 30以上	・普通生活	・原則として糖尿病の運動療法を行う	・普通勤務	・普通
第3期 （顕性腎症期）	①顕性アルブミン尿 　（300以上）あるいは持続性蛋白尿（0.5以上） ② 30以上	・普通生活	・原則として運動可 ・ただし病態によりその程度を調節する ・過激な運動は避ける	・普通勤務	・普通
第4期 （腎不全期）	①問わない ② 30未満	・疲労を感じない程度の生活	・体力を維持する程度の運動は可	・原則として軽勤務 ・疲労を感じない程度の座業を主とする ・残業，夜勤は避ける	・疲労を感じない程度の軽い家事
第5期 （透析療法期）	透析療法中	・軽度制限 ・疲労の残らない範囲の生活	・原則として軽運動 ・過激な運動は不可	・原則として軽勤務 ・超過勤務，残業は時に制限	・普通に可 ・疲労の残らない程度にする

（日本糖尿病学会編：糖尿病治療ガイド2016-2017．文光堂，2016，pp80-85．より一部改変）

索引

和文

あ

アキレス腱反射　92
アシルCoA　16
アセチルCoA　16
アセトン臭　99
アディポカイン　22
アデノシン2リン酸　16
アデノシン3リン酸　16
アルツハイマー病　110
アルドース還元酵素阻害剤　72
足の受傷　102

い

インクレチン　36
インクレチン関連薬　54
　──の効果　54
　──の特徴　54
インクレチン作用　36
インスリン　14, 20
　──の単位　52
　──の注射の例　45
　──の定義の変遷　53
　──の1単位　52
インスリン感受性　18
　──の持続時間　136
　──の変化　25
インスリン基礎分泌　14
インスリン受容体異常症　8
インスリン製剤　44
インスリン注入ポンプ　46
インスリン追加分泌　14
インスリン抵抗性　18, 20, 22, 24, 26, 30, 104
　──の改善効果　137
インスリン抵抗性症候群　32
インスリン分泌　14, 16, 18, 20
　──の促進　36
インスリン分泌機構　16
インスリン分泌能　14
インスリン分泌量　52
インスリン量の調節　50
インスリン療法　44
インスリンポンプ　46
インターバル速歩　125
医療費削減　61
易感染性　102
異所性脂肪　22, 24
　──の蓄積　23
異所性脂肪蓄積のメカニズム　22
遺伝因子　2
遺伝子組み換え　53

う

運動　126, 136
　──のメッツ表　133
　──の急性効果　114
　──の慢性効果　114
運動効果　134
運動自己効力感　139
運動持続時間　134
運動療法の実行度　138
運動療法継続因子　138
運動療法阻害因子　138

え

エネルギー源　62
壊疽　156

炎症性アディポサイトカイン　23

か

カーボカウント　64
カテコラミン分泌量　78
潰瘍　156
下肢虚血　157
外傷　156
活動量計　121
合併症の発症時期　70
合併症の予防　42
加齢　78
肝臓の役割　30
肝糖産生　29, 30
肝糖取り込み　29, 30
感染症　102
環境因子　2
癌　74

き

キャリーオーバー効果　41
傷　102
基礎代謝量　132
急性効果　34, 114
虚血性心疾患　33
強化インスリン療法　44
筋肉減少症　142
筋力トレーニング　124
筋力低下　142

く

クレアチニン・クリアランス　84
グリケーション　74
グリコアルブミン　40
グリニド薬　58

169

グルコーストランスポーター2　16
グルコース取り込み能　56
グルコース濃度　20
空腹感　66
靴擦れ　157
熊本スタディ　42
熊本宣言　42

け

外科的糖尿病　104
計画妊娠　10
血液透析　88
血管障害　102
血管性認知症　110
血漿浸透圧上昇　100
血糖　12
血糖コントロール指標　40
血糖コントロール目標値　42
血糖改善効果　135
血糖降下作用　114
血糖自己測定　46
血糖値　12, 16, 20, 126
倹約遺伝子　4
牽引性網膜剥離　80
原尿量　86

こ

児の合併症　11
交感神経　78
交感神経活性　78
行動変容ステージ　139
高グルカゴン　30
高血糖の模式図　105
高血糖高浸透圧症候群　100
高血糖状態　20
高齢者糖尿病　48
　──のインスリン　48

──の血糖コントロール目標　48
──のHbA1c値　48
──の薬物療法　49
国際標準化身体活動質問表　121, 122
骨格筋糖取り込み　29
骨強度低下の機序　107
骨粗鬆症　106
骨密度　106
混合型（二相性）インスリン製剤　44

さ

サルコペニア　108, 142
座位時間　118
　──の長さ　118
細小血管障害　70, 102
三大栄養素　62
産科合併症　11
酸化ストレス　76
酸化ストレス亢進　76

し

シックディ　58
シンドロームX　32
ジアシルグリセオール　16
死の四重奏　32
糸球体過剰濾過　86
糸球体濾過量　86
脂肪肝　24, 31
脂肪筋　24
　──の変化　25
自己負担額　60
自律神経　78
自律神経活性　79
自律神経障害　94
持効型インスリン製剤　44
持続血糖モニタリング　114

持続皮下インスリン注入　42
持続皮下インスリン注入療法　44, 46
疾患感受性　6
疾患感受性遺伝子　3
周産期合併症　11
周術期　104
終末糖化産物　74
術後高血糖　104
消費エネルギー　132
硝子体手術　80
食後血糖　12
　──の管理　12
食後高血糖　12, 14
食材の選び方　67
食事由来のブドウ糖　29
食事誘発性熱産生　132
食前血糖　12
心電図R-R間隔変動係数　94
心拍変動　94
心拍変動係数　94
身体活動の水準　122
身体活動基準　116
身体活動量　116, 132
神経細胞　90
神経障害　70
浸透圧利尿　100
人種間の比較　18
腎症　71
腎臓の濾過機能　84

す

ストレス性高血糖　104
スルホニル尿素薬　58
推算GFR　84
膵β細胞　16, 19
膵外作用　36

膵外分泌性疾患　8
膵島作用　36

せ

センサーグルコース濃度　47
世界標準化身体活動質問表　123
生活活動のメッツ表　133
生活習慣介入研究　130
成長期合併症　11
清涼飲料水ケトーシス　21
責任インスリン　50
　——に基づくインスリン調節　51
　——の考え方　50
摂食中枢　66
潜時　96
　——の違い　97

そ

その他の糖尿病　8
総身体活動量　122
増殖性網膜症　80
速攻型インスリン分泌促進薬　58
速効型インスリン製剤　44

た

胼胝　157
蛋白尿　82
代謝障害　31
立ち座りテスト　140
脱共役蛋白質1遺伝子　5
短時間の運動　134

ち

中間型インスリン製剤　44

超速効型インスリン製剤　44

て

低インスリン　30
低血糖　58
　——の定義　58
低血糖症　58
低血糖症状　58
伝導経路　102
電位依存性カルシウムチャネル　16

と

透析導入基準　88
透析療法の導入基準　88
等尺性膝伸展筋力　140
等尺性膝伸展筋力評価　140
糖のながれ　28
糖化反応　74
糖質　62
糖質制限　63
糖質制限食　62
糖質代謝　30
糖代謝異常　31
糖代謝異常妊娠　11
糖毒性　20
　——の治療　21
糖取り込み亢進　34
糖尿病と糖代謝異常の成因分類　8
糖尿病と認知症の関係　110
糖尿病の医療費　60
糖尿病の成因分類　8
糖尿病足壊疽　102
糖尿病合併症　11
糖尿病合併妊娠　10
糖尿病患者の下肢筋力　140
糖尿病患者の筋力　142

糖尿病患者への運動指導　116
糖尿病神経障害　70, 72, 90, 102
糖尿病(性)腎症　71, 82, 86, 89
糖尿病(性)腎症病期分類　83
糖尿病性ケトアシドーシス　98, 100
糖尿病性多発神経障害　142
糖尿病性末梢神経障害　92
糖尿病治療薬　58
糖尿病発症　2
　——の要因　3, 4
糖尿病網膜症　71, 80
糖輸送担体4　34
動脈硬化症　26
動脈硬化性疾患の危険因子　32

な

内臓脂肪の増加　22

に

尿細管糸球体フィードバック　86
尿細管糸球体フィードバック機構　86
妊娠期間中の血糖コントロール　10
妊娠中の耐糖能異常　10
妊娠糖尿病　10
認知症　74, 110

の

脳の興奮　66
脳血液関門　110
脳卒中　33

は

汎網膜光凝固術　81

ひ

久山町研究　26
ヒトインスリン　53
ピルビン酸　16
皮下持続グルコース測定　46
非運動性熱産生　120
肥満　4
肥満遺伝子　4
肥満関連ホルモン　78
肥満者　78
肥満是正反応　78
光凝固　80
頻回インスリン注射　44, 45

ふ

フレイル　108
フレイルサイクル　108
ブドウ糖　28
ブドウ糖の摂取　59
副甲状腺ホルモン　107
副交感神経　78
分娩後の糖尿病への移行　11

へ

ヘモグロビン A1c　40, 74
ペットボトル症候群　21, 98
平均血糖変動幅　41

ほ

ポリオール代謝　72
ポリオール代謝異常　72
ポリオール代謝経路　72
　——の亢進　72

ま

母体の合併症　11
母体・児の合併症　10

ま

マロニル CoA　16
末梢神経の軸索　91
満腹中枢　66
慢性効果　34, 114, 136

み

ミトコンドリア DNA　8

め

メイラード反応　74
メタボリックシンドローム　26

も

網膜症　71
目標血糖値　50
門脈シグナル　29

ゆ

有酸素運動　124, 136
　——の効果　124
誘発筋電図　96, 102

れ

レーザー治療　81
レジスタンストレーニング　124
　——の効果　124
　——の種類　125

ろ

老化促進因子　74
濾過　100

数字

1.5-AG　40
1.5-アンヒドログルシトール　40
1型糖尿病　6
　——の原因　6
　——の特徴　6
1型糖尿病発症のしくみ　7
1日の総消費エネルギー量　120
2型糖尿病　6, 104
　——の特徴　6
2型糖尿病発症予防研究　128, 130
30秒椅子立ち上がりテスト　140

ギリシャ文字

α グルコシダーゼ阻害薬　59
α GI 薬　59
β 2-アドレナリン受容体遺伝子　5
β 2-AR 遺伝子　5
β 3-アドレナリン受容体遺伝子　4
β 3-AR 遺伝子　4
γ 運動ニューロンの減少　93

欧文

A

AD　110
ADP　16
Advanced Glycation End products　74
AGE　74
AGE-RAGE系の活性化　74
Alzheimer's disease　110
AMP-activated protein kinase　34
AMPK　34
AR阻害剤　72
ATP　16

B

basal supported oral therapy　44
BBB　110
BOT　44

C

Ca^{2+}チャネル　16
Ccr　84
CGM　46, 114
Continuous Glucose Monitoring　46
Continuous Subcutaneous Insulin Infusion　46
CS-30　140
CSII　42, 44
CSII療法　46
CV_{R-R}　94

D

Da Qing Diabetes Prevention Study　128
DAG　16
DCCT　42
DECODEスタディ　12
Diabetes Control and Complications Trial　42
Diabetic ketoacidosis　98
diabetic polyneuropathy　142
DKA　98, 100
——のメカニズム　99
DPN　92, 142
DPP-4阻害薬　54
DPS　130

E

eGFR　84

F

Finnish Diabetes Prevention Study　130
Finnish Study　26

G

GA　40
gastric inhibitory polypeptide　36
General Physical Activity Questionnaire　123
GFR　84, 86
GIP　36
GLP-1　36
——の作用　36
GLP-1受容体作動薬　54
glucagon-like peptide-1　36
glucose flux　28
glucose transporter 4　34
glucose-dependent insulinotropic polypeptide　36
GLUT 4　34
——のトランスロケーション　34
GLUT2　16
GLUT4　98, 114

H

HbA1c　40, 42, 74
heart rate variability　94
HHS　100
——のメカニズム　101
HLA　3
HRV　94
Human Leukocyte Antigen　3
hyperglycemic hyperosmolar syndrome　100

I

Ia求心性線維　93
International Physical Activity Questionnaire　122
IPAQ　121, 122

K

K^+チャネル　16
K_{ATP}チャネル　16
K_{ATP}チャネル依存性インスリン分泌機構　16
K_{ATP}チャネル非依存性インスリン分泌機構　16

L

Legacy effect　74

M

MAGE　41
Metabolic memory　74
mtDNA　8

173

Munchhausen症候群　59

N

NEAT　120
　　——の効果　120
　　——を増やす　120
NICE-SUGAR Study　102
Non Exercise Activity
　Thermogenesis　120

P

parathyroid hormone　107
PTH　107

R

RAGE　74

Receptor for AGE　74
Redox state　76

S

SAP　46
Sensor Augmented Pump
　46
SGLT　56
SGLT2　56
SGLT2阻害薬　56
Sit-to-stand test　140
SMBG　46
Somogyi現象　51
SUR1遺伝子　5
SU薬　58

T

TCAサイクル　16
TGF　86
TGF機構　86
Tubuloglomerular feedback
　86

U

UCP1遺伝子　5

V

VaD　110
vascular dementia　110
VDCC　16

理学療法士のための
わかったつもり?!の糖尿病知識Q&A　ISBN978-4-263-21736-8

2016年10月25日　第1版第1刷発行

編　者　石　黒　友　康
　　　　田　村　好　史
発行者　大　畑　秀　穂
発行所　医歯薬出版株式会社

〒113-8612　東京都文京区本駒込1-7-10
TEL.（03）5395-7628（編集）・7616（販売）
FAX.（03）5395-7609（編集）・8563（販売）
http://www.ishiyaku.co.jp/
郵便振替番号 00190-5-13816

乱丁、落丁の際はお取り替えいたします　　印刷・あづま堂印刷／製本・愛千製本所

© Ishiyaku Publishers, Inc., 2016. Printed in Japan

本書の複製権・翻訳権・翻案権・上映権・譲渡権・貸与権・公衆送信権（送信可能化権を含む）・口述権は，医歯薬出版（株）が保有します．
本書を無断で複製する行為（コピー，スキャン，デジタルデータ化など）は，「私的使用のための複製」などの著作権法上の限られた例外を除き禁じられています．また私的使用に該当する場合であっても，請負業者等の第三者に依頼し上記の行為を行うことは違法となります．

|JCOPY| ＜(社)出版者著作権管理機構 委託出版物＞
本書をコピーやスキャン等により複製される場合は，そのつど事前に(社)出版者著作権管理機構（電話 03-3513-6969，FAX 03-3513-6979，e-mail : info@jcopy.or.jp）の許諾を得てください．